Der souveräne Mensch

1. Auflage – 2023

Der souveräne Mensch

Basiswissen über die Gesetzmäßigkeiten des Lebens.
Wie Du die Welt von morgen verantwortungsbewusst und weise mit gestaltest.

BrainRewired

Bibliografische Information der Deutschen Nationalbibliothek: Die Deutsche Nationalbibliothek verzeichnet diese Publikation in der Deutschen Nationalbibliografie; detaillierte bibliografische Daten sind im Internet über dnb.de abrufbar.

Verlag: Verlag Specht

Autoren: Kurt und Rebekka aus dem Hause Specht

Druck: Libri Plureos GmbH, Friedensallee 273, 22763 Hamburg

ISBN 978-2-9701751-0-0

Weitere Informationen: https://brainrewired.ch/buecher

für all jene,
die sich berufen fühlen wieder Ordnung zu schaffen
in sich selbst und für die Menschheit

für die zukünftigen Generation,
damit sie frei und souverän leben können

Vorwort

Die Ereignisse im Jahre 2020 waren ausschlaggebend für das Schreiben dieses Buches. Trotz unserer langjährigen intensiven beruflichen Erfahrung im Umgang mit Menschen war es für uns während dieser Zeit zunächst schwierig nachzuvollziehen, was in den Köpfen jener vorging, die in der Angst gefangen waren und jenen, die sich zu menschenunwürdigem Verhalten verleiten ließen. Wieso fiel es vielen so schwer sich für die realen Fakten zu öffnen? Mit der Flut an Informationen und Ereignissen, die sich bis heute noch verstärkt über uns Menschen ergießt, zurecht zu kommen, war selbst für uns mitunter überfordernd. So musste es wohl vielen gehen. Wir haben gelernt wie bedeutend es ist, sich allumfassend zu informieren und gleichzeitig unterscheiden und aussortieren, als auch die Informationen zu größeren Bildern zusammensetzen zu können. Was sind veraltete, überholte Ansichten, was könnte der Wahrheit entsprechen und was nicht? Wie passen diese zusammen? Das gewonnene Verständnis um die übergeordneten Zusammenhänge erlaubte die Geschehnisse sinnvoll einzuordnen und führte zu mehr innerer Ruhe und Gelassenheit. Uns ist klar geworden, welche Auswirkungen Angst auf den Menschen hat und welche Fähigkeiten dadurch blockiert werden. Doch die brennendste, immer wiederkehrende Frage war: „Was können wir konkret tun, um zu einer Verbesserung der Lage beizutragen?“

Die Auseinandersetzung mit den verschiedensten Perspektiven auf das Menschsein und den unterschiedlichen Sichtweisen auf die Welt, die intensive Beschäftigung mit den Gesetzmäßigkeiten des Lebens und die dem Menschen inne wohnenden Kräfte haben dazu geführt, daß wir nun in unserer Integrität aufrichtig im Getümmel und dem Chaos der Welt stehen können. Von innen gestärkt können wir uns authentisch positionieren.

In diesem Buch *Der souveräne Mensch* haben wir die Ergebnisse unserer Recherchen, unsere Erfahrungen, unser Wissen und unsere Erkenntnisse zusammengetragen. Neurobiologische, materialistische, psychologische, energetische, ganzheitliche und spirituelle Sichtweisen wurden vereint und die Essenz aus den verschiedenen Perspektiven herausgearbeitet.

Unsere Intention für dieses Buch und dem separaten, ergänzenden Begleitheft ist die Vermittlung von Wissen ums Menschsein und das Aufzeigen von Wegen, die zum selbstständigen Denken inspirieren. Wir geben Mittel an die Hand, um souverän aus dem Herzen heraus schöpfen zu lernen und somit die Zukunft weise und verantwortungsbewusst mit gestalten zu können.

Der souveräne Mensch ist ein Ratgeber und heilsamer Wegbegleiter. Mögest auch Du in dieser Welt gerade und aufrichtig stehen und ein Leuchtfeuer für Deine Mitmenschen sein.

Kurt & Rebekka

Einleitung

Ein paar Worte zum Buch

Dieses Buch ist für den ein oder anderen vermutlich keine "leichte Kost", denn es geht darum Ordnung in der Welt der Gedanken zu schaffen und unsere Wahrnehmung wieder mit der Realität abzugleichen. Dafür muss wahrscheinlich so manche Überzeugung und Ansicht hinterfragt und eventuell sogar zurückgelassen werden. Nur durch geistige Inspiration und Integration des Körpers können wir uns weiter entwickeln und zu einem souveränen Menschen werden.

Nimm Dir die entsprechende Zeit, um in Ruhe zu lesen. Solltest Du Dich mit dem ein oder anderen Kapitel temporär überfordert fühlen, erlaube Dir das Buch beiseite zu legen und die Lektüre zu einem späteren Zeitpunkt wieder aufzunehmen.

Da es uns wichtig ist, deutlich und verständlich zu sein, in dem was wir vermitteln wollen, klären wir zunächst immer Begriffe in ihrer Bedeutung. So haben wir die gleiche Basis und Fehlinterpretation werden vermieden.

Fußnoten (a, b, c, ..) liefern zusätzliche Erklärungen zum Inhalt und beginnen für jedes Kapitel wieder neu. In den Endnoten (1, 2, 3, ..) sind Informationen und Quellen zur weiteren Vertiefung und Recherche angegeben.

Von Mensch zu Mensch reden wir Dich in der Du-Form an.

Zum Begleitheft

Um selbst in die Umsetzung und ins Handeln zu kommen, bieten wir zu diesem Buch ein separates, ergänzendes Begleitheft zur Vertiefung und individuellen Entwicklung für inneres Wachstum und Reife an, anhand dessen Du persönliche Themen in einem geführten Rahmen betrachten und reflektieren kannst. Es dient zur Vertiefung und eigenständigen Weiterentwicklung. Das Begleitheft ist synchron zum Buch aufgebaut.

Inhaltsverzeichnis

Abbildungen und Graphiken

Quellen der Abbildungen

Die folgenden Abbildungen und Tabellen sind angelehnt an Vorträge von Mark Passio aus dem Jahre 2010. Alle anderen sind von Kurt und Rebekka erstellt worden.

1
Sich dem Unbekannten öffnen

Intention & Motivation

Zunächst möchten wir kurz das Thema Intention und Motivation beleuchten. Oftmals starten wir voller Elan in ein Vorhaben, wollen etwas neues Lernen oder machen uns auf einen Persönlichkeitsentwicklungsweg, nur um kurz darauf, wenn der Inhalt uns nicht gleich zusagt, wir etwas nicht verstehen oder wir gegen innere Widerstände stoßen, dieses wieder abzubrechen. Meist liegt es daran, daß wir uns keine Intention gesetzt haben, geschweige denn unserer Motivation für dieses Vorhaben bewusst geworden sind.

Intention

Definition: von lat. 'intentio' Vorhaben, Absicht – Die Absicht, eine bestimmte Handlung auszuführen, bzw. die Begründung für eine solche. Es geht um eine geistige Idee für ein Vorhaben, Projekt, etc..

Zusätzlich zu der Absicht kann auch die Qualität angesprochen sein, mit der ein Ziel erreicht werden soll. „Wie möchte ich von A nach B kommen? Wie soll sich der Weg für mich gestalten? Mit welcher Geisteshaltung möchte ich mein Vorhaben umsetzen?"

Beispiele

- „Ich habe die Absicht das ergänzende Begleitheft zu kaufen." – Dies ist ein vager Gedanke, bei dem noch nicht klar ist, ob er auch umgesetzt wird.
- „Ich habe die Intention das Buch und das ergänzende Begleitheft bis zu Ende zu lesen und durchzuarbeiten." – Das ist schon konkreter. Vermutlich sind das Buch und das Begleitheft bereits gekauft und liegen auf dem Tisch.

- „Meine Intention ist es, dieses Buch und das ergänzende Begleitheft mit Leichtigkeit, Ausdauer und Elan bis zum Ende durchzuarbeiten.“ – Das ist eine präzise Aussage. Hier ist die Absicht zusätzlich mit einem *Wie*, einer Qualität, versehen.
- „Ich habe das Buch und das ergänzende Begleitheft bis in 3 Wochen durch.“ – Dies ist ein genau angegebenes zeitliches Ziel, allerdings ohne auf das *Wie* eingegangen zu sein. Diese Intention kann möglicherweise unter Druck setzen, da sie nicht genügend Raum für die Entwicklung von Verständnis und Integration des Wissens in einem freien Rhythmus lässt.
- „Ich wende mich regelmäßig dem nächsten Kapitel in Buch und Begleitheft zu, lerne beständig weiter und bin gleichzeitig flexibel in der Zeiteinteilung, so daß ich Freude am Lernen habe.“ – Ein zeitlicher Rahmen ist gesetzt, ohne einzuschränken und gleichzeitig ein *Wie* formuliert.

Intention - das Was und das Wie.

So oder anders könnte Deine Intention für das Lesen dieses Buches aussehen. Doch was, wenn Dir trotz der Intention die Motivation fehlt, Dein Vorhaben auch konkret umzusetzen und dran zu bleiben?

Motivation

Definition: von lat. 'mōtīvus' Bewegung bewirkend, zur Bewegung geeignet, beweglich, bewegen. – Der Wille ein Ziel zu erreichen, bzw. die Kraft, die uns als Antrieb dafür zur Verfügung steht. Gesamtheit der Beweggründe, die eine Entscheidung beeinflussen und zu einer Handlung anregen.

Motivation ist die Kraft, die es braucht, um sich zu bewegen oder etwas in Bewegung zu bringen, und um so im Tun die Intention umzusetzen. „Was hat mich animiert dieses Buch zu kaufen?

Warum möchte ich es lesen? Wer oder was treibt mich an, mich mit diesen Themen zu beschäftigen?“

Motivation – das Warum.

Generell wird zwischen einer inneren und äußeren Motivation unterschieden.

Äußere Motivation

sind Einflüsse, die von Außen auf uns einwirken und die uns dazu veranlassen, etwas Bestimmtes zu tun, wie z.Bsp. Geld zu verdienen, eine gute Note, einen Bonus oder eine Auszeichnung zu erhalten, Lob vom Chef zu bekommen oder Ärger mit ihm zu vermeiden, oder einer Strafe zu entkommen. Es handelt sich um ein Belohnungs-, bzw. Bestrafungssystem. Die daraus resultierende Motivation entsteht nicht aus einem inneren Impuls heraus. Äußere Motivation ermöglicht in der Regel nur einen limitierten Antrieb oder ein kurzfristiges Lernen mit wenig Effizienz. Weil jemand anderer (Mensch, Institution, System, ..) etwas von uns verlangt oder uns mit etwas lockt, ist ein solches Handeln meist mit viel Energieaufwand verbunden und auf Dauer innerlich unbefriedigend. Erst wenn wir einen höheren Sinn für uns selbst darin entdecken, kann sich das ändern. Nur das, was wir aus uns selbst heraus in Erfahrung bringen möchten oder tun wollen, führt zu bleibenden Veränderungen im Leben und zeigt Auswirkungen. Alles was wir *müssen* oder *sollten*, verläuft sich auf Dauer im Sande oder bringt Zwang und Stress mit sich.

Das Müssen und Sollten.

Innere Motivation

ist Deine eigene Willenskraft. Du handelst, weil Du für Dich etwas erreichen oder verändern willst, weil Du in einer Sache besser werden möchtest oder Du Dinge tust, die Dich interessieren und von denen Du überzeugt bist.

Wenn Du Dir Deiner Motivation bewusst bist, fällt es Dir leichter auch bei schwierigen Passagen die Lektüre fortzusetzen.

Optimales Lernen

Die innere Haltung ist bedeutend für die Bereitschaft sich für Neues zu öffnen. Wie gehst Du in der Regel mit neuartigen Informationen um? Blockst Du sie schnell ab, wenn sie nicht in Dein bisheriges Weltbild passen, oder bist Du eher jemand, der Informationen unreflektiert absorbiert?

Auf der nächsten Seite haben wir den Einfluss der inneren Haltung auf die Fähigkeit Informationen aufzunehmen, lernen und integrieren zu können in einer Kurve illustriert.

Idealerweise bewegen wir uns im Mittelbereich. Dort können wir den größten Nutzen aus den uns angebotenen Informationen ziehen und diese am Einfachsten aufnehmen. Im Auge zu behalten sind vor allem die Randbereiche: d.h. wann verschließen wir uns, beharren auf unserer Meinung und blockieren somit die Aufnahme von Lerninhalten (links), bzw. wann sind wir blind und nehmen den Inhalt ohne zu hinterfragen auf (rechts). Je nach Thema oder / und Auftreten und Ausstrahlung des Informationsvermittlers kann es sein, daß unsere Reaktion variiert und sich mal eher links oder rechts befindet; wobei es auch Menschen gibt, die kategorisch im einen oder anderen Extrem verhaftet sind.

Hier ein paar Hinweise, wie Du erkennen und was Du tun kannst, falls Du in eines der Extreme abzugleiten drohst.

LINKS – verschlossen & erstarrt

Wenn der linke Typ auf neue Informationen stößt, dann sind folgende Reaktionen möglich:

Abb. 1: Optimales Lernen

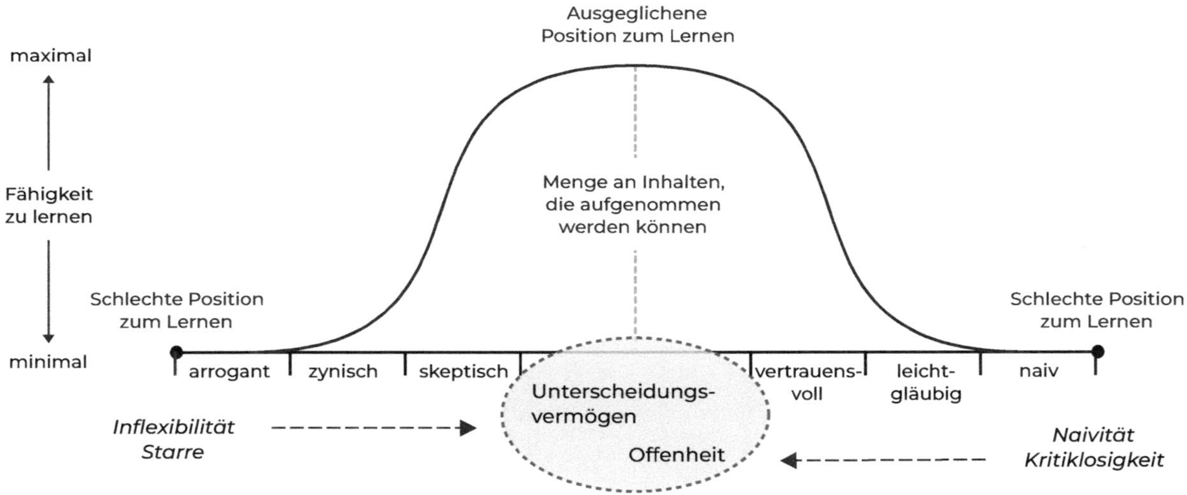

Diese Kurve zeigt, in welchem emotionalen Zustand und mit welcher inneren Einstellung am einfachsten Informationen aufgenommen und integriert werden können.

- abwehrend, aufbrausend: „Das kann nicht sein!“ „Das stimmt auf keinen Fall.“
- bewertend, beleidigend: „So ein Schwachsinn.“ „Wie kommt denn jemand auf so eine blöde Idee.“
- überkritisch: „Die vorgelegten Beweise sind nicht ausreichend.“ „Die bisherigen Zahlen, Daten und Fakten (ZDF) sagen was anderes.“ „Welcher renommierte Experte hat das noch nachgewiesen?“

Dieser Typ kommt einem verschlossenen gusseisernen Topf mit Deckel gleich. Er glaubt schon alles zu wissen und all sein Wissen ist seiner Meinung nach korrekt und entspräche der Wahrheit. Er ist steif und erstarrt in seiner Meinung und in seinem Weltbild. Er lässt nichts Neues hinein.

Versuche nicht, den Veränderungen zu widerstehen, die auf Dich zukommen. Lass stattdessen das Leben durch Dich leben. Mach Dir keine Sorgen, daß Dein Leben auf den Kopf gestellt wird. Woher weißt Du, daß die Seite, an die Du gewöhnt bist, besser ist als die, die kommt?

Rumi 1207-1273

Was wenn ... Wie kannst Du merken, daß Du Dich nach links aus der Mitte heraus bewegt hast? Vielleicht spürst Du einen inneren Widerstand beim Lesen der Inhalte oder zeigst Anzeichen von plötzlichem Desinteresse oder Ablehnung. Es kann auch sein, daß Du körperlich steif und angespannt wirst.

Diese Reaktionen entstehen durch eine Diskrepanz zwischen Deinen bisher gemachten Erfahrungen und Deinem gespeicherten Wissen einerseits und den neuen Informationen andererseits.

Und dann ... Folgender Ansatz kann Dir aus dieser Position heraushelfen. Wie wäre es, wenn Du Dir den Gedanken erlaubtest: „Und was wäre, wenn an xyz möglicherweise etwas Wahres dran ist?“ Atme tief ein und aus. Schüttele Dich. Öffne Dich für potentielle neue Möglichkeiten: „Selbst wenn ich bisher so oder so gedacht und dies als wahr angenommen habe, erlaube ich mir jetzt einmal über den Tellerrand zu blicken.“

RECHTS – zu weit geöffnet & aufsaugend

Wenn auf den rechten Typ neue Informationen zukommen, kann er wie folgt reagieren:

- total begeistert: „Was die alles weiß! Wie schlau der ist!“ „Die müssen das schon wissen, wenn sie ein Buch schreiben / einen Kurs anbieten / viele 'Follower' haben / im Fernsehen sprechen / einen Preis bekommen haben / usw..“
- hörig: Der Informationsvermittler wird aufgrund seines Status (Arzt, Wissenschaftler, Forscher, Experte, Guru, ..) auf ein Podest gestellt und seine Meinung als einzig wahr und unumstößlich angesehen.
- blind folgend: Totale inhaltliche Zustimmung. Tritt oftmals bei neuen spannenden Themen auf. Die kindliche Neugierde ist geweckt und lässt ungefiltert alles durch.
- hypnotisiert: Informationskonsum.

Dieser Typ kommt einer offenen leeren Wanne gleich, die alles, vor allem Neu- und Andersartiges aufnimmt, wie ein trockener Schwamm das Wasser. Dadurch kann er selten eine eigene Meinung bilden, ist in sich instabil und somit leicht in jede Richtung manipulierbar.

Wenn Du die Worte eines anderen wiederholst, muß das nicht heißen, daß Du auch ihren Sinn verstanden hast.

Rumi 1207-1273

Was wenn ... Wie kannst Du merken, daß Du Dich nach rechts aus der Mitte heraus bewegt hast? Vielleicht fühlst Du Dich wie hypnotisiert, abwesend und Dein Kopf hat abgeschaltet. Du bist in einen lethargischen passiven Zustand gefallen. Dein Unterbewusstsein ist jetzt leicht erreichbar. Alle Informationen kommen ungefiltert zu Dir durch.

Dies wird in der Werbung und im Fernsehen genutzt, aber auch in Videos mit berieselnder meditativer Musik im Hintergrund. Hierbei kannst Du ohne Weiteres fremd-programmiert werden und es kann zu Abhängigkeiten kommen, wie z.Bsp. materielle Produkte, TV Serien, 'Channelings', Nachrichten einer bestimmten Person, usw. immer wieder konsumieren zu wollen.

Habe Obacht, wenn Du über-begeistert vom Informationsvermittler in ein Thema hineingezogen wirst und gar nicht mehr aufhören kannst ihm von den Lippen zu lesen. Oft erzählst Du unaufhörlich von der Meinung und dem Wissen dieses Menschen oder dieser Institution, kannst aber selten einen Bezug zu Dir selbst herstellen. In diesem Fall hast Du die Informationen einfach nur kopiert ohne sie mit eigenen Recherchen und Erfahrungen bestätigen zu können.

Während unserer Schul- und Lehrzeit wurde uns ein Verhalten des Nicht-Hinterfragens und des Auswendig-Lernens antrainiert. Um so genauer um so besser. Dies hat bei vielen von uns dazu geführt, daß, wenn wir einer vermeintlichen Autoritätsperson gegenüber stehen, wir den Inhalt dessen was sie vermittelt automatisch als gegeben annehmen. Wir hinterfragen nicht und verbreiten womöglich deren Inhalte gutgläubig weiter, selbst wenn unsere Intuition (Bauchgefühl) auf eine Unstimmigkeit hinweist. Vieles von dem was in der Vergangenheit von Autoritäten (Menschen, Institutionen, ...) vermittelt wurde gilt als unumstößlich und darf von einem gewöhnlichen Menschen, also einer Nicht-Autoritätsperson, nicht hinterfragt werden.

Und dann ... Sei achtsam beim Lesen, wenn Du merkst, daß Du den Text nur noch überfliegst, ohne in Details und Tiefe zu gehen, und Du bei allem innerlich einfach nur zustimmst. Erkenne, halte inne, atme tief durch, strecke und schüttle Dich und komme wieder bewußt ins Jetzt.

„Und wenn ich hinterfragen und meinem inneren Kritiker und Bauchgefühl folgen dürfte?“ – Sei es eine Pause beim Lesen zu machen, oder das Gelesene mit anderen Quellen zu vergleichen oder womöglich erst mal als fremdartig oder unbestätigt stehen zu lassen.

MITTIG - offen & hinterfragend

In dieser inneren Haltung ist der Mensch offen für Neues und kann differenzieren. Er betrachtet alle Informationen in einem größeren Kontext, sowohl den Inhalt, als auch den Informationsvermittler. Beim Sehen und Hören von Neuem achtet er zudem auf sein Bauchgefühl.

So erlangt er Klarheit und kann sich seine eigene Meinung bilden. Er ist wie ein harmonisch geformtes, bewahrendes Gefäß mit Öffnung. Reflektierend und selbst denkend bildet er sich souverän weiter.

FAZIT

Denke selbst, gleiche mit Deinem Bauchgefühl ab und hinterfrage alles, auch das, was hier in diesem Buch geschrieben ist.

2
Gehirn und Prägungen

Wie funktioniert das menschliche Gehirn? Welchen Einfluss hat das Erlebte und Angst auf unsere Wahrnehmungsfähigkeit? Was sind Prägungen und welche Auswirkungen haben sie auf unser Leben? Gibt es Filter, die das Wahrnehmen der Realität beeinflussen?

Anatomie und Systeme

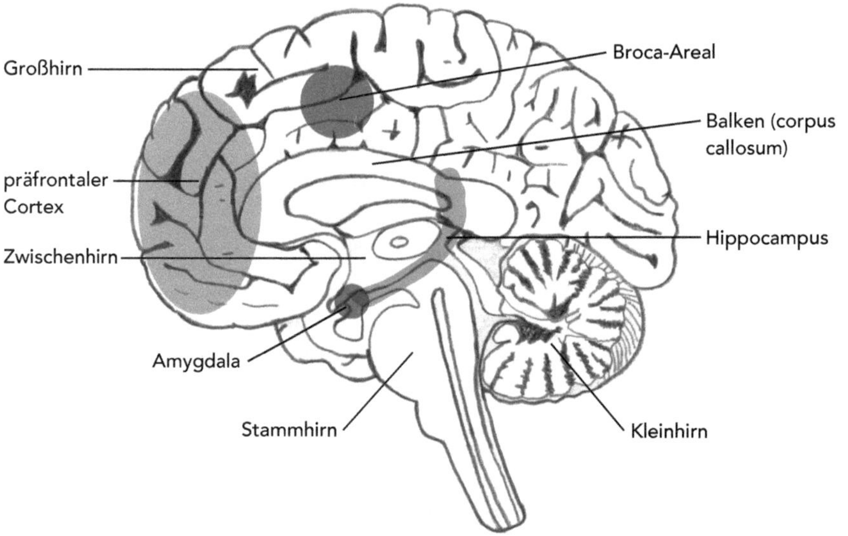

Abb. 2: Anatomie des Gehirns

Das Gehirn setzt sich anatomisch aus verschiedenen Strukturen zusammen, die unterschiedlich miteinander verbunden sind. Manche Teile des Gehirns werden übergreifend zu Funktionseinheiten zusammengefasst. Dies ist beispielsweise beim Limbischen System der Fall.

Die folgenden Informationen aus der materialistischen Wissenschaft entsprechen dem öffentlich bekannten Stand von 2023, wobei zu bedenken ist, daß es in den Neurowissenschaften noch viel Forschungsbedarf gibt.

Das Stammhirn

wächst aus der Verlängerung des Rückenmarks und stellt die Verbindung zum zentralen Nervensystem dar. Es ist ein Knotenpunkt, der zahlreiche unbewusste und lebensnotwendige Vorgänge im Körper steuert.

Das Stammhirn nimmt Reize aus der Umwelt über die Sinnesorgane auf und gibt sie an das Limbische System (S.28) zur Bewertung und zur Ausführung einer Handlung weiter. Das Stammhirn entscheidet, ob eine Notwendigkeit zur Weitergabe der eingehenden Reize besteht. Nur Reize mit auffallend hoher Intensität werden weitergeleitet. Im Normalfall etwa 5%.

Das Kleinhirn

arbeitet ebenso unbewusst, d.h. ohne daß wir es wissen oder dies aktiv steuern können. Viele unserer lebensnotwendigen Funktionen laufen ganz von alleine ab. So denken wir z.Bsp. nicht aktiv über unser Blinzeln, unseren Herzschlag, unsere Atmung oder unsere Verdauung nach.

Die Hauptaufgabe des Kleinhirns ist die Steuerung der Motorik. Außerdem spielt das Kleinhirn eine wichtige Rolle für das Erlernen von Bewegungsabläufen, speziell während der Kindheit.

Das Zwischenhirn

Das Zwischenhirn erfüllt viele wichtige Aufgaben des vegetativen Nervensystems. Es ist verantwortlich für das Gleichgewicht zwischen dem Sympathikus und dem Parasympathikus[1]. Außerdem steuert es den Biorhythmus. Das geschieht immer in enger Zusammenarbeit mit dem Großhirn (S.29). Als zentrale Schaltstelle leitet es die Signale vom Stammhirn weiter an das

Großhirn. Im Zwischenhirn finden sich Zentren für Sensorik, Emotion und zur Steuerung lebenswichtiger Funktionen wie Hunger und Durst.

Das Limbische System

ist eine Funktionseinheit im Zentrum des Gehirns. Es besteht aus verknüpften Strukturen im Großhirn und den oberen Teilen des Stammhirns. Die dem System zugeordneten Strukturen variieren je nach wissenschaftlicher Quelle. Wichtigste Bestandteile sind die **Amygdala,** der **Hippocampus** und der Hypothalamus. Im limbischen System werden z.Bsp. Schmerzinformationen und emotionale Inhalte miteinander verknüpft.

Jegliche Sinneswahrnehmung (sehen, hören, riechen, schmecken, berühren) stellt einen Reiz dar. Dieser passiert als erstes das Limbische System, bevor er an die Großhirnrinde weitergeleitet wird. Die Bedeutung dieses Ablaufs für unsere Wahrnehmungsfähigkeit ist zentrales Thema des nächsten Kapitels.

Die Amygdala verknüpft eingehende Sinneswahrnehmungen mit bestehenden Erinnerungen und Emotionen, besonders wenn Angst und Wut auftreten und führt eine emotionale Bewertung durch. Über die Verbindung mit dem Stammhirn werden autonome Funktionen des Körpers wie Atmung und Kreislauf beeinflusst, beispielsweise wenn das Herz vor Angst oder Aufregung bis zum Hals schlägt.

Der Hippocampus ist die zentrale Schaltstelle zwischen Kurz- und Langzeitgedächtnis[a]. Wenn der Zugang zum Hippocampus durch Angst oder Stress teilweise oder ganz blockiert ist, können keine neuen Informationen verarbeitet werden.

---

a Nach den bisherigen neuro-wissenschaftlichen Erkenntnissen befindet sich das Langzeitgedächtnis vor allem in Teilen der Großhirnrinde im vorderen und seitlichen Bereich des Gehirns. (https://www.mpg.de/7510120/gedaechtnis_grosshirnrinde)

Das Großhirn

bildet den größten Teil des Gehirns. Es ist die oberste Instanz des Zentralen Nervensystems und dient als Kommunikationszentrale, die alle unsere Organe, Organsysteme und Gewebe miteinander verbindet und sie aufeinander abstimmt.

Seine anatomische Aufteilung in zwei Hemisphären spiegelt sich auch auf funktionaler Ebene wider. Jede Seite hat spezielle Aufgaben. Die zwei Hemisphären des Großhirns arbeiten jedoch immer zusammen. Die linke Hemisphäre ist für die rechte Körperhälfte zuständig, der rechte Hirnabschnitt für die linke Seite. Verschiedene menschliche Qualitäten und Fähigkeiten können jeweils einer Hemisphäre zugeordnet werden.

Der Spalt zwischen den Hemisphären wird unter anderem durch das Corpus callosum, eine mächtige Balkenstruktur aus etwa 250 Millionen Fasern, überbrückt, über die Informationen ausgetauscht werden. Keine der Hirnhälften agiert für sich alleine. Für die Gehirnbalance ist der Informationsaustausch absolut notwendig.

Das **Broca-Areal** (Teil des Sprachzentrums) befindet sich in der linken Hemisphäre. Die an dieses Areal weitergeleiteten Sinneswahrnehmungen werden hier in Sprache übersetzt und erhalten eine semantische Bedeutung, die dann als persönliche Erfahrung erfasst wird.

Der **präfrontale Cortex** (Teil der Großhirnrinde, die sich hinter unserer Stirn befindet) dient der Erkenntnis, dem Wissen, der Bewusstheit, der Intelligenz, der Rationalität, etc.. Er trägt zum Abgleich der Sinneswahrnehmungen (sensorische Signale) mit den bereits bestehenden Gedächtnisinhalten bei und führt eine emotionale Bewertung durch. Der präfrontale Cortex analysiert, bewertet und wenn nötig, korrigiert vor-bewusste Reaktionen auf Sinneswahrnehmungen.

Zusammenfassende Übersicht

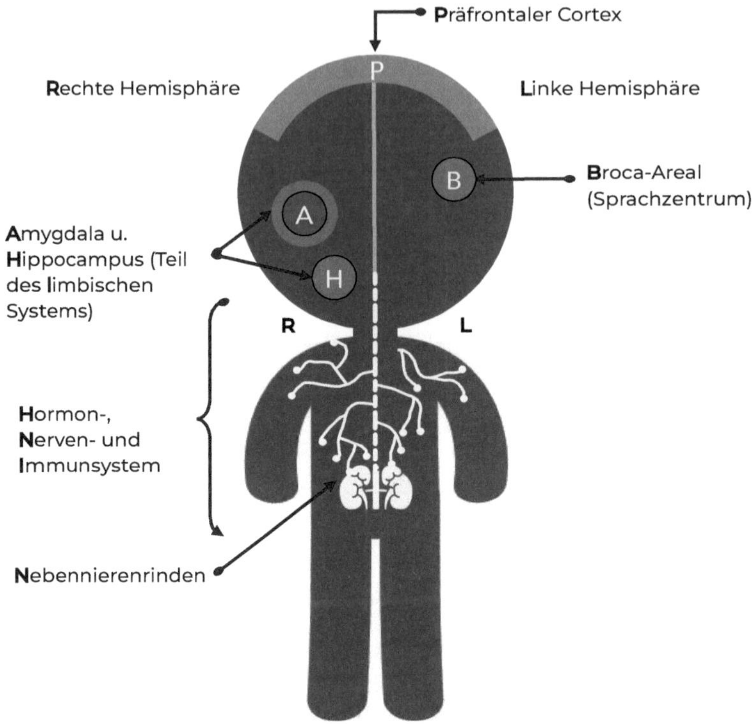

Abb. 3: Übersicht - Prozesse im Gehirn

Die schematische Übersicht des Dich anblickenden Männchens dient zur Orientierung für die weiterführenden Erklärungen.

Das Gehirn ist über das Nerven-, Hormon- und Immunsystem[b] mit dem Körper und seinen Organen verbunden, so z.Bsp. mit den Nebennierenrinden, die für die Ausschüttung von Stresshormonen zuständig sind.

b Nach der Germanischen Heilkunde von Dr. Hamer und deren Weiterentwicklung, der sogenannten Universalbiologie, gibt es in dem Sinne kein Immunsystem. Es kommen andere Erklärungsmodelle zum Tragen.

Wenn Du mehr über die Anatomie des Gehirns erfahren möchtest und eine visuelle Darstellung bevorzugst, dann kannst Du das Gehirn über die Webseite [Das Gehirn in 3D] erkunden.

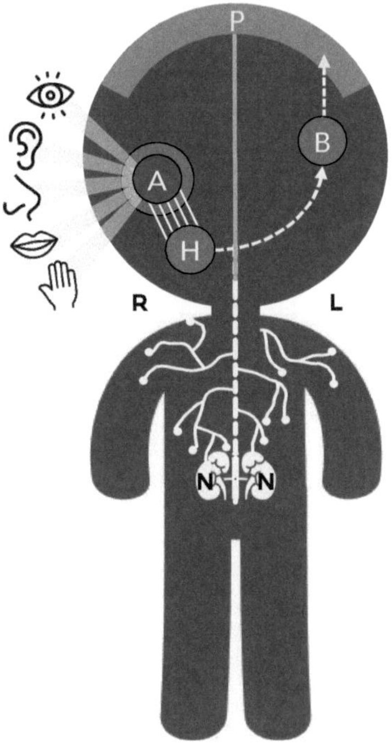

Legende:

A = Amygdala – Emotionszentrum

H = Hippocampus – Integration der Sinneswahrnehmungen

B = Broca-Areal – Sprachzentrum

P = präfrontaler Cortex (Langzeitgedächtnis, Verstand, Wille)

N = Nebennierenrinden – Ausschüttung der Stresshormone (Adrenaline, Kortisol)

Das Stammhirn ist der Einfachheit halber nicht abgebildet.

Abb. 4: Legende - neurobiologische Prozesse

Neurobiologische Prozesse der Informationsverarbeitung

In diesem Abschnitt betrachten wir in einer theoretischen Abhandlung, wie das Gehirn Informationen über die Sinnesorgane aufnimmt und verarbeitet. Hierzu stellen wir 3 mögliche Verarbeitungsvarianten vor und den Ausnahmezustand der dauerhaften Angst.

(1) Antriebssystem nicht-reaktiv

Wenn kein Handeln in Gang gesetzt wird: Unser Gehirn nimmt in jeder Sekunde etwa 10 Millionen Signale über die fünf Sinne mit ihren entsprechenden Organen auf. Das Stammhirn hat die Aufgabe nur diejenigen Reize, die durch hohe Intensität auffallen, an die Amygdala (**A**) weiterzuleiten (etwa 5%). Der größte Teil der Informationen wird bereits im Vorfeld als nicht relevant aussortiert.

Die durchgereichten Informationen werden von der Amygdala mit vorhandenem Wissen und gespeicherten Erfahrungen abgeglichen und emotional bewertet. Wenn die einzelnen Reize der fünf Sinne bekannt, von Bedeutung und nicht bedrohlich sind, dann werden die Sinneswahrnehmungen durch synaptische Verbindungen an den Hippocampus (**H**) weitergeleitet.

Der Hippocampus integriert die Reize der einzelnen Sinnesorgane in eine zusammenfassende räumliche und zeitliche Skizze. Jetzt wird die Information von der rechten Gehirnhälfte auf die linke Gehirnhälfte transportiert und die Skizze an das Broca-Areal (**B**) weitergegeben.

Das Broca-Areal übersetzt die Informationen in Sprache und gibt ihnen eine semantische Bedeutung. Das nun aus der Skizze entstandene Bild kann in den persönlichen Erfahrungsspeicher aufgenommen werden und wird dann an den präfrontalen Cortex (**P**) weitergeleitet. Nun führt dieser einen bewussten, rationalen Abgleich der Informationen durch.

Der gesamte Vorgang dauert etwa 0.08 Sekunden.

Beispiel

Du liegst entspannt im Liegestuhl im Garten. Alles ist wunderbar. Du riechst den Duft des Flieder, hörst das Gezwitscher der Vögel und betrachtest den blauen Himmel. - Du hast alle Informationen mit Deinen Sinnen wahrgenommen und kein Bedürfnis darauf zu reagieren.

Das Sein.

(2) Antriebssystem reaktiv

Wenn wir in Aktion kommen: Über das Antriebssystem im reaktiven Modus wird die Kraft zur Verfügung gestellt, um ins Handeln zu kommen, was essentiell für die Lebensbewältigung ist.

Wieder werden 5% der Informationen, die über die Sinnesorgane ankommen, vom Stammhirn an die Amygdala weitergeleitet. Auch Gedanken können einen solchen neurobiologischen Prozess in Gang bringen.[2]

Jetzt bewertet die Amygdala die Sinneswahrnehmungen anders als in Variante 1. Das Resultat der Bewertung lautet: eine Handlung wird erforderlich. Die Amygdala gibt einen sofortigen Impuls an das endokrine System, damit die Nebennieren (**N**) das Antriebshormon Adrenalin ins Blut ausschütten. Dieses mobilisiert die Energiereserven und aktiviert die Leistungsbereitschaft. Je nach Intensität der Aktivität, ruhiger Spaziergang oder Marathonlauf, werden mehr oder weniger Hormone in den Blutkreislauf eingespeist.

Dieser Vorgang dauert nur etwa 0,002 Sekunden und passiert vorbewusst, da die Informationen noch nicht in unser Bewusstsein gelangt sind. Jetzt setzt sich der Prozess wie oben beschrieben fort und nach 0,08 Sekunden haben wir bewusst Zugriff auf das Gesamtbild und können ins Handeln kommen, oder entscheiden, daß es keiner Handlung bedarf. Die benötigte Energie dafür ist auf jeden Fall schon aktiviert.

Die bereitgestellte Kraft (Anspannung) wird für die Handlung verwendet und das Antriebshormon Adrenalin dadurch wieder abgebaut. Wenn es zu keiner Aktion kommt, dann sorgt das parasympathische Nervensystem (S.28) für den Abbau der zur Verfügung gestellten Energie. In beiden Fällen kann nachfolgend nun die Entspannung eintreten.

Das Antriebssystem funktioniert durch den permanenten Wechsel von Anspannung und Entspannung, z.Bsp. Tagesaktivität und Nachtschlaf. Leistungsfähig und gesund sind wir, wenn dieses System in Balance ist.

Beispiel

Du liegst entspannt im Liegestuhl im Garten. Alles ist wunderbar. Du riechst den Duft des Flieder, hörst das Gezwitscher der Vögel und betrachtest den blauen Himmel. In Deinem Blickwinkel siehst Du den Hund des Nachbarn, der mit Dir spielen will, schwanzwedelnd auf Dich zurennen. Du freust Dich darüber, folgst dem Impuls, stehst auf und gehst auf ihn zu. – Du hast alle Informationen mit Deinen Sinnen wahrgenommen und Deinem Bedürfnis folgend agiert.

Das Tun.

(3) Antriebssystem in der Angstreaktion

Wenn Angst unsere Wahrnehmung beeinträchtigt: Bisher haben wir betrachtet, wie unser Antriebssystem generell funktioniert und wir dadurch fähig sind, unseren Alltag zu meistern und einfach zu sein oder zu handeln (tun).

Doch was passiert, wenn wir Angst haben und das Antriebssystem zum Stresssystem wird?

Angst ist eine Art von Stress. In diesem Fall nimmt die **Amygdala** die eingehenden Informationen (Gedanken und Sinneswahrnehmungen) als Bedrohung wahr. Im Abgleich mit vorhandenem Wissen und gespeicherten Erfahrungen werden die Reize als Gefahr eingestuft, die eine sofortige Reaktion erfordern. Diese kann sich in unterschiedlicher Ausprägung als Angriff, Flucht oder Erstarrung zeigen. Die Amygdala unterscheidet nicht, ob es sich tatsächlich um eine aktuelle Gefahr für Leib und Leben handelt, oder um eine frühere Erfahrung, die mit einem oder mehreren der eingehenden Reize verknüpft ist.

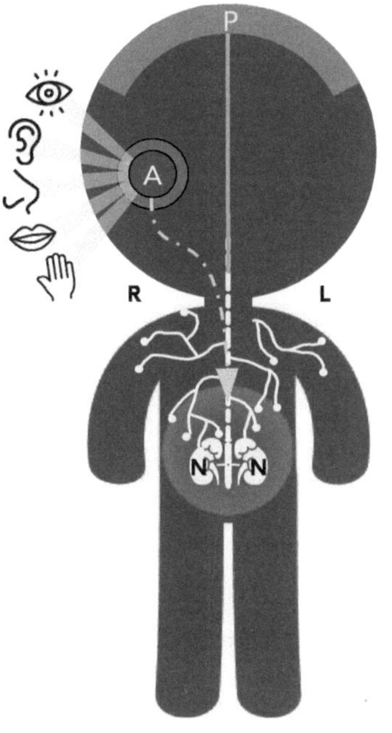

Abb. 5: Angstreaktion

Sie löst eine unverzügliche, **vorbewusste Reaktion** aus und sorgt über die oben beschriebenen Mechanismen für die Ausschüttung einer hohen Menge an Adrenalin. Man spricht jetzt auch von Stresshormonen, all derweil bei länger anhaltendem Stress zusätzlich das Hormon Cortisol ausgeschüttet wird. Die körperliche Reaktion findet innerhalb der ersten 0,002 Sekunden statt. Man könnte sie auch als emotional-evaluative Erstreaktion bezeichnen, wie z.Bsp. wenn das Herz plötzlich stark pocht, der Puls spontan durch die Decke geht oder der Körper anfängt zu schwitzen.

Erst wenn die Informationen zum Broca-Areal durchgekommen sind und der präfrontale Cortex sie abgleichen kann, können wir bewusst die gegebene Situation beurteilen und unser Verhalten, wenn nötig, anpassen. Das geschieht aber immer erst nach der vor-bewussten Reaktion.

Beispiel

Du liegst entspannt im Liegestuhl im Garten. Alles ist wunderbar. Du riechst den Duft des Flieder, hörst das Gezwitscher der Vögel und betrachtest den blauen Himmel. In Deinem Blickwinkel siehst Du etwas 4-Beiniges auf Dich zu kommen. Da Du in Deiner Kindheit von einem Hund angefallen wurdest, springst Du erschreckt auf und schreist. Beim näheren Betrachten merkst Du, daß es die Katze von neben an ist. - Du hast alle Informationen mit Deinen Sinnen wahrgenommen und basierend auf Deiner traumatischen Erfahrung vor-bewusst reagiert. Erst wenn das Gesamtbild in Deinem Bewusstsein angekommen ist, kannst Du wieder klar denken und Deine Handlung anpassen.

(4) Antriebssystem im dauerhaften Angstzustand

Wenn wir dauerhaft Angst haben können wir nicht mehr klar denken und unser Gehirn steht im Nebel. Unsere Wahrnehmung ist getrübt. Die Amygdala sorgt in einem solchen Zustand dafür, daß die Stresshormone auf einem permanent hohen Niveau bleiben. Entspannung ist nur schwer möglich. Die Informationsweitergabe an den Hippocampus ist beeinträchtigt, was zu einer Verlangsamung, Fragmentierung und letztlich zu einer Blockade in der Wahrnehmungsfähigkeit führt.

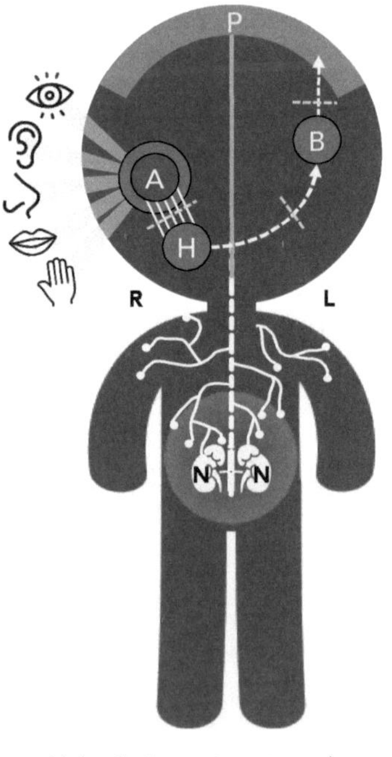

Abb. 6: Angstzustand

Angst ist nicht grundsätzlich schlecht. Sie ist ein Alarmsignal für tatsächliche Gefahren, in denen wir eine sofortige Reaktion vom Typ Angriff, Flucht oder Erstarren brauchen, ohne erst lange überlegen zu müssen, was denn nun jetzt die beste Reaktion wäre. Angst sichert unser

(Über-)Leben in bedrohlichen Situationen. Ist die Gefahr vorbei, kann unser Stresssystem wieder runter fahren und wir in ein gesundes Gleichgewicht kommen.

Zusammenfassung

Alles was wir erleben wird als innere Bilder mit allen Sinnen und den dazugehörigen Gefühlen abgespeichert. Je stärker die Gefühle umso präsenter das Bild.

Der Prozess der Informationsverarbeitung durch unser Antriebs-, bzw. Stresssystem wird durch Sinneswahrnehmungen und unsere Gedanken gespeist. In einem vor-bewussten, unwillkürlichen ersten Schritt, bestimmen die eingehenden Informationen unsere Erstreaktion. Diese wird von der Amygdala gesteuert. Es greift auf abgespeicherte Bilder (Erinnerungen) zu und gleicht die eingehenden Informationen mit diesen ab. Die früheren Erfahrungen bestimmen die Reaktion im Jetzt.

Erst wenn im zweiten Schritt des Prozesses, die Übertragung und Zusammensetzung der Sinneswahrnehmungen zu einem Bild, durchlaufen ist, können wir bewusst auf die Informationen zugreifen und unser Handeln steuern.

Prägungen aus neurobiologischer Sicht

Wie im vorherigen Kapitel erläutert, sind sämtliche Erfahrungen und Erlebnisse, alles, was wir von unserer Umwelt aufnehmen, als Bilder mit allen Sinneswahrnehmungen in unserem Gedächtnis gespeichert. Dies gilt für emotional stark bewegende Erlebnisse genauso wie für alltäglich wiederkehrende Gedanken.

Diese bewussten und unbewussten Erinnerungen / Bilder werden als Prägungen bezeichnet. Sie sind immer mit Gefühlen assoziiert, seien es "positive", die unsere Entwicklung fördern oder "negative", die unserer Potentialentfaltung im Weg stehen.

Unsere Prägungen bestimmen unsere Wahrnehmung und Erstreaktion.

Prägungen wirken wie Filter oder Brillen, die nur bestimmte Strahlen bzw. Informationen durchlassen und den Blick auf die Realität verzerren. Diese Filter werden durch die Funktionsweise unserer neurobiologischen Prozesse der Informationsverarbeitung aktiviert. Die Amygdala gleicht alle eingehenden Informationen mit dem Pool an gespeicherten Erinnerungen ab und beeinflusst dadurch unsere Reaktion. Anhand unserer vorherigen Erfahrungen und Erlebnisse werden Informationen ausgefiltert oder anders eingefärbt. So stellt sich unsere Sicht auf die Welt entsprechend ein.

Wenn wir unser Verhalten in der Gegenwart, und somit unsere Zukunft, verändern wollen, dann sollten wir unsere Prägungen ausfindig machen, auflösen und transformieren. Bezugnehmend auf die Beispiele des vorangegangenen Kapitels: Wenn Du das Trauma der Kindheit von einem Hund angefallen worden zu sein aufgelöst hast, kannst Du gegenüber 4-Beinern neutral bleiben und gemütlich in Deinem Liegestuhl verweilen. Du musst Hunde deswegen dennoch noch lange nicht lieben.

Erinnerst Du Dich an das erste Kapitel, in dem es um die innere Haltung ging? Unsere Art neue Informationen aufzunehmen, – ob mit Inflexibilität und Starre, Naivität und Kritiklosigkeit oder mit Unterscheidungsvermögen und Offenheit, – hängt von den Prägungen und Filtern ab, durch die wir die Welt sehen.

Wenn wir etwas Neues lernen wollen, ist es nötig, die Filter und die dadurch entstandenen Überzeugungen und Glaubenssätze aufzudecken und gegebenenfalls aufzulösen. Nur so gelangen wir zu mehr Offenheit und Unterscheidungsvermögen.

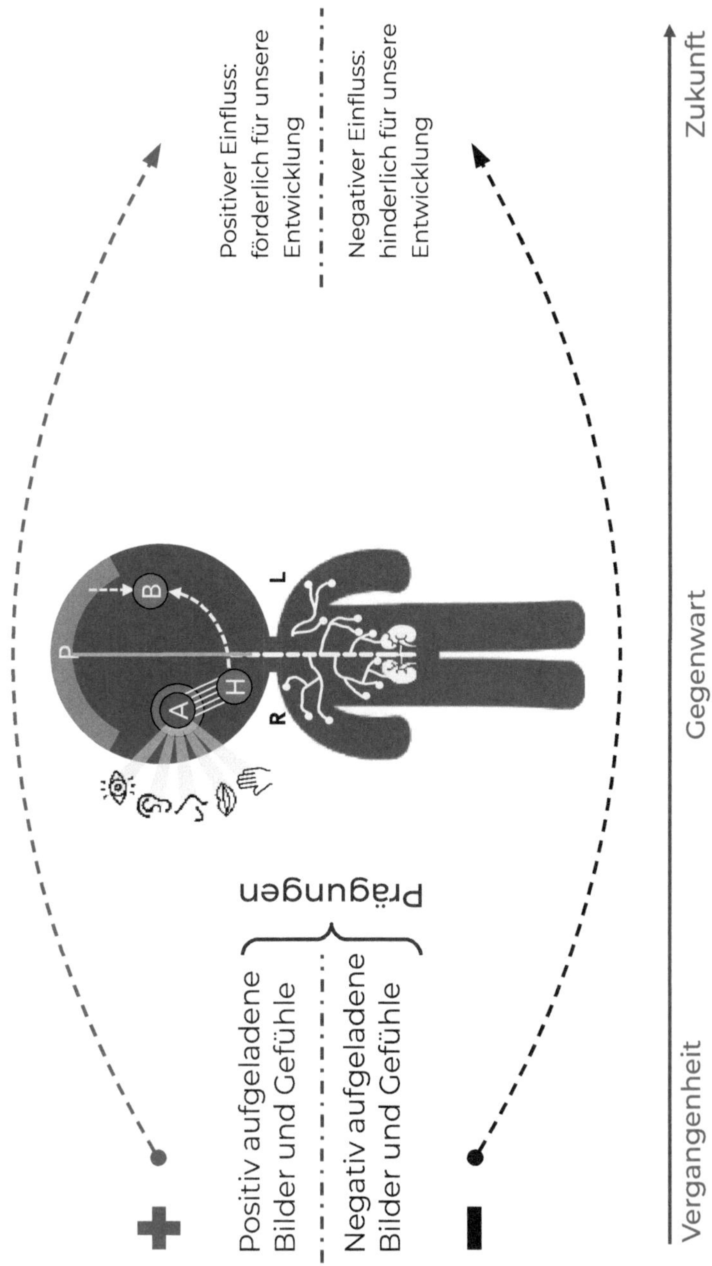

Abb. 7: Prägungen

3

Energiekörper und Prägungen

Verlassen wir nun das materialistische Weltbild der Neuro-Wissenschaften und widmen uns einer multidimensionalen Sicht auf den Menschen. Beide lassen sich ergänzen und beschreiben in der Essenz die gleichen Prozesse einfach nur auf unterschiedliche Weise.

Der Mensch besteht nicht nur aus dem physischen Körper allein, sondern wird durch eine Vielzahl von energetischen Körpern und Feldern gebildet, wovon wir die ersten 4 genauer betrachten werden.

Einführung Energiekörper

Ätherkörper

Direkt um den physischen Körper herum befindet sich eine 2-3 cm dicke Ätherschicht. Sie ist die Blaupause für die physische Struktur. Noch bevor sich ein physisches Symptom im Körper ausbildet, kann dieses bereits in dieser Schicht erfasst und behandelt werden. Ist der Mensch krank und kraftlos, so ist diese Schicht dünner und transparenter (weniger Strahlkraft). Ist ein Mensch lebendig und vital kann diese sich auch ausweiten und größer erscheinen.

Der Ätherkörper spricht auf Massagen, Magnetismus, Akupunktur und Akupressur, sowie Chakra-Heilung an, um gereinigt, aktiviert oder ausgeglichen zu werden.

Emotionalkörper

Der Ätherkörper wird vom Emotionalkörper umhüllt. Manchmal werden diese beiden Körper als ein Energiekörper zusammengefasst.

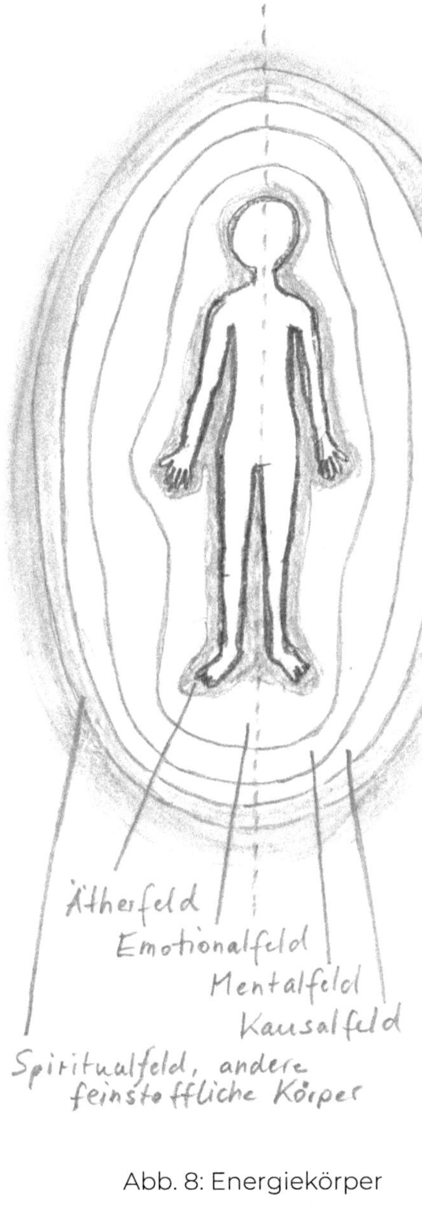

Abb. 8: Energiekörper

Diese Schicht ist i.d.R. etwa 10 bis 20 cm dick. Hier werden unsere Gefühle auf elektromagnetischer Ebene verarbeitet und auch gespeichert; sowohl die schönen, als auch die schmerzhaften und traumatischen. Konnten Gefühle nicht durchlebt (z.Bsp. aufgrund von Dissoziation[a], bei Drogenkonsum, unter Vollnarkose oder im Koma), nicht angenommen oder nicht formuliert werden, sind sie nachfolgend als Verdichtungen, Kristallisierungen, Verhärtungen oder auch Verdunklung in der Farbe in diesem Energiefeld zu finden. Zudem kann es zu Verzerrungen und bei erlebten Aggressionen zu "energetischen Rissen" kommen. Diese sind wie offene Wunden zu betrachten, an denen wir über-verletzlich sind. Jemand braucht nur ein "falsches" Wort an uns zu richten und wir reagieren direkt affektiv, brechen in Tränen aus oder verkriechen uns wie eine Schildkröte in ihrem Panzer. Dies sind sogenannte Verhaltens- / Überlebensmuster oder eingeprägte Schemata. Selbst wenn wir das darin sich befindende Ursprungs-Thema geklärt haben, bleiben oftmals "Narben", d.h. wir sind für bestimmte Themen sensibel geworden und können speziell hellhörig oder feinfühlig sein. Diese Sensibilität können wir mit der Zeit konstruktiv nutzen lernen.

Beispiel: Wurden wir als Kind oft angelogen, sind wir prinzipiell misstrauischer. Haben wir die Ur-Verletzung geklärt, können wir uns diese verfeinerten Sensoren und Skepsis zu nutze machen und schneller Halbwahrheiten oder Lügen benennen.

Im natürlich entspannten Zustand ist der Emotionalkörper agil und im Fluß. An sich ist er immer in Bewegung und ändert sich farblich entsprechend den Gefühlen, die wir gerade erleben.

Therapeutisch reagiert der Emotionalkörper gut auf: Tanz, Klangheilung, Singen, Tönen, Lachen, Bewegungs- und Atemtherapie, Beschäftigung mit dem inneren Kind, bewusstes aufmerk-

---

a Abspaltung von Erinnerungen oder gar ganzen Persönlichkeitsanteilen aufgrund von sehr belastenden Erlebnissen, um unerträgliche Erfahrungen auszublenden.

sames Zuhören, entgegengebrachtes Verständnis und liebevolle Präsenz.

Mentalkörper

Als darauffolgende Schicht finden wir den Mentalkörper, das Mentalfeld. Dieses besitzt eine spürbare Abgrenzung zum Emotionalkörper, welches über einen leichten Widerstand in der Luft wahrnehmbar ist, wenn wir es mit den Händen ertasten. In diesem Energiefeld sind unsere Gedanken, Glaubenssätze, Einstellungen und innere Haltungen "abgespeichert", "negative" und zerstörerische ebenso wie "positive" und kreative. Fremde Gedanken, die von anderen Menschen oder unseren Ahnen stammen, uns über Fernsehen, Schule, Zeitung, etc. eingegeben wurden und uns konditioniert haben, sind hier ähnlich wie Programme in einem Computer abgelegt. Dieser Energiekörper erscheint strukturierter und ist wie von Linien und Mustern durchzogen – unseren Gedankenmustern.

Befreiend auf den Mentalkörper wirkt es, diesen immer wieder zur Ruhe zu bringen, wie eine vom starken Wind aufgewühlte See, die sich nach einem Sturm wieder legt. Dies kann visualisiert werden. Noch effektiver ist es zuvor bewusst hinzuhören und dem Zuviel an angesammelter Information über "Gebrabbel" (so wie ein Kind sich äußert, bevor es Worte formen kann) eine Stimme zu geben. So kann der Überschuss an Information das Mentalfeld als auch das überstimulierte Nervensystem wieder verlassen. Auch Meditation, Bewusstes Schauen, Tagträumen, autogenes Training, Palmieren der Augen und das bewusste Halten des Schädels mit den Händen bieten sich dazu an.

Therapeutisch wirken Mental-Training, Psycho-Kinesiologie, Psychotherapie, Bewusstseins- und Energiearbeit, Geist-heilen, ...

Kausal- / Spiritualkörper

Die nächste Schicht ist der Kausal- und Spiritualkörper, der die Informationen der Seele aus anderen Zeit-Raum-Dimensionen enthält. Hier finden wir die sogenannten Seelenverletzungen, "karmische" Belastungen und Verstrickungen, sowie auch die seeleneigenen Anlagen und Wesenseigenschaften.

Einen transformierenden Zugang hierzu bekommen wir unter anderem über Geistheilen, Hypnose, Trance-Heilung, Schamanismus, Reinkarnationstherapie, und Auralesen.

Prägungen aus energetischer Sicht

Da alle Energiekörper miteinander in Verbindung stehen, haben Blockaden (limitierende Prägungen) auf der einen Ebene immer auch einen Einfluss auf die anderen. Finden sich Verhärtungen im Denken, also im Mentalkörper, oder / und angestaute oder verneinte Emotionen im Emotionalkörper, so haben diese einen blockierenden Einfluss auf die weiter innen liegenden Schichten, also den Ätherkörper, der dies dann auf den physischen Körper überträgt. Zudem lassen sich Gefühle und Gedanken nur schwer von einander trennen. Das eine ruft das andere hervor und umgekehrt.

Ebenso beeinflussen "karmische" Lasten auf Kausal- / Spiritualebene die weiter innen liegenden Körper. Erst beim Sterben werden die am Lebensende vorhandenen Prägungen der inneren Körper auf Kausal- und Spiritualebene transferiert.

Sämtliche Deformierungen, Verletzungen, Verhärtungen, etc.[b] – im materiellen, neurobiologischen Weltbild "negative" Prägungen genannt, – behindern den Kontakt und die Kommunikation des Menschen mit der Außenwelt in zweierlei Hinsicht.

b Über Biophotonenmessungen der Fingerkuppen und entsprechender Computerprogramme können diese sichtbar und eine Gesamtanalyse des Körperzustandes gemacht werden.

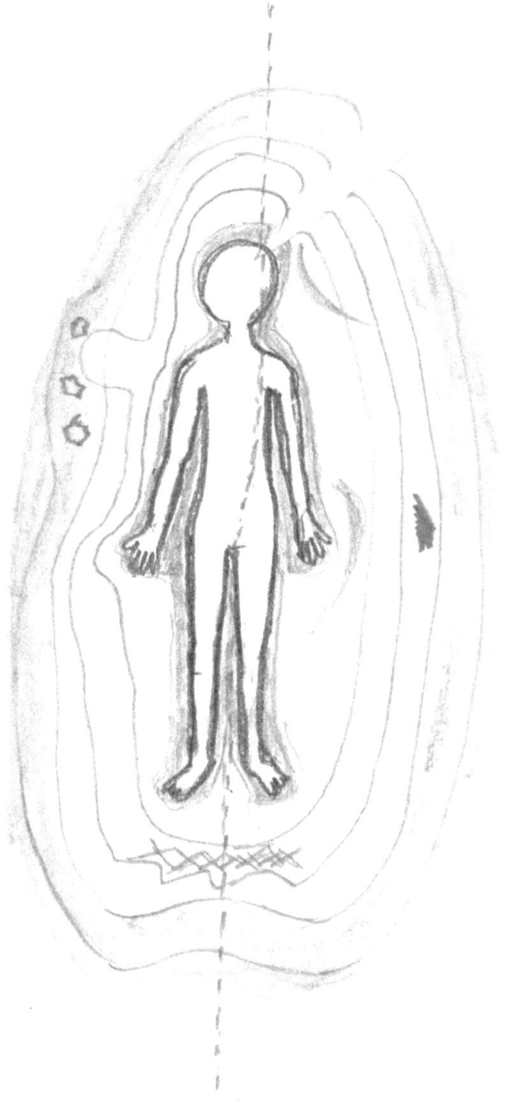

Abb. 9: Energiekörper mit Deformierungen

Einerseits blocken sie ankommende Informationen und auf uns einwirkende Energien ab und lassen nur bestimmte, in der Regel die uns bekannten (unabhängig ob förderlich oder limitierend), durch. Andererseits lassen sie uns wie durch Vorhänge / Filter in die Welt blicken. Sie verzerren somit unsere Wahrnehmung dessen was wirklich ist.

Gleichzeitig behindern die ursprünglich zum Schutz installierten Mechanismen und Kompensationsschema die Aufnahme der von außen zu uns kommenden Lebensenergie (CHI) und der überall existenten Liebe. Was uns zunächst nutzte, schneidet, wenn wir dessen nicht gewahr werden, uns mit der Zeit vom Energiefluss des Lebens ab und lässt uns erstarren, bzw. in immer gleichen Schleifen laufen.

Deine Aufgabe besteht nicht darin nach Liebe zu suchen, sondern nur darin alle Barrieren zu finden, die Du gegen die Liebe errichtet hast.

Rumi 1207-1273

4
Wahrheit und Wahrnehmung

Ausschnitt und Perspektive

Ist das, was wir sehen wirklich wahr, oder wird unsere Wahrnehmung durch unsere Perspektive, bzw. eine eingeschränkte Sicht, die wir auf etwas haben, bestimmt?

Beginnen wir mit einem Beispiel.

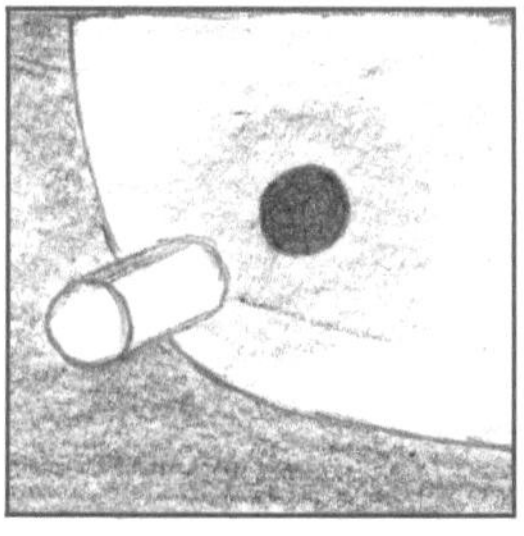

Was siehst Du auf diesem Bild? Eine Lichtquelle strahlt ein Objekt an und wirft einen Schatten. In dieser ersten Perspektive sieht ein Betrachter (A) einen kreisförmigen Schatten an der Wand und wird vermutlich zuerst auf den Schattenwurf einer Kugel oder Münze schließen.

Im zweiten Bild wird dasselbe Objekt aus einer anderen Perspektive beleuchtet. Der Betrachter (B) von rechts blickend sieht einen rechteckigen Schatten an der Wand, und würde, unwissend daß es sich um dasselbe Objekt handelt, diesen einem Kasten oder Holzblock zuordnen.

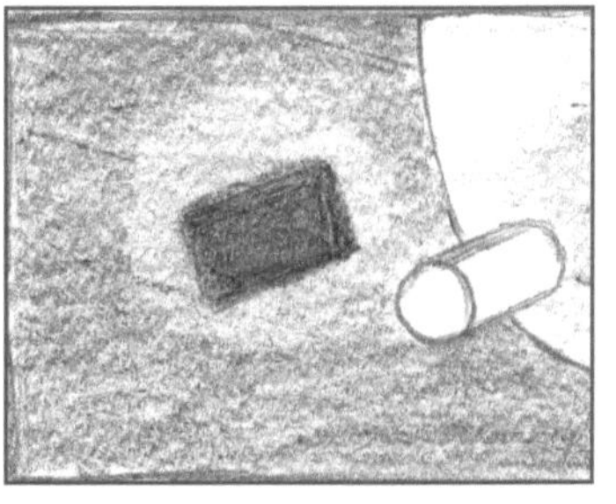

Für A und B sind aus ihrer Perspektive die Beschreibungen des wahrgenommenen Schattens wahr. Doch ein Rückschluss auf die wahre Form des Objektes – Kugel oder Holzblock – wäre voreilig, denn nur durch das Betrachten beider Perspektiven, also einer erweiterten Sicht, kann die Form des Objektes korrekt bestimmt werden. Die Wahrheit wäre also: ein massives zylindrisches Objekt kann sowohl einen rechteckigen als auch einen runden Schatten werfen.

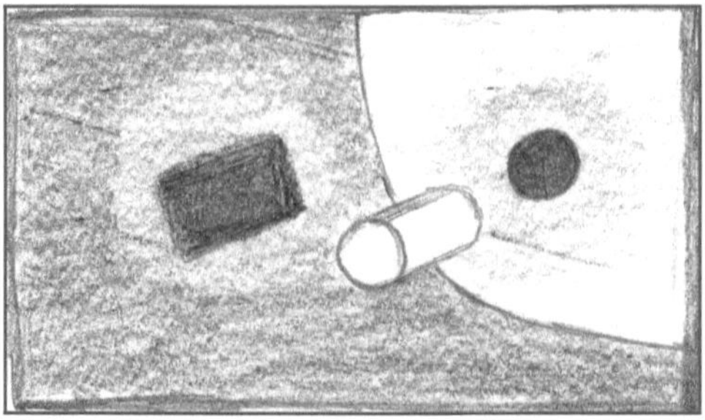

Aus einer höheren Perspektive ist die Beschreibung der Gesamtsituation noch differenzierter. Das Objekt ist eine im Raum schwebende massive Rolle, die von zwei verschiedenen Lichtquellen aus zwei verschiedenen Richtungen so beleuchtet wird, daß es einmal einen runden und einmal einen rechteckigen Schatten wirft.

Warum ist das wichtig? Weil wir allzu oft durch unsere bisherigen Vorstellungen beeinflusst und somit aus einer eingeschränkten Sicht, vorschnell über etwas urteilen, ohne das größere Ganze betrachtet oder auch etwas Größeres, Unbekanntes, mit in Betracht gezogen zu haben.

Wie können wir das nun mit den Inhalten der vorherigen Kapitel in Verbindung bringen? Aus rein materialistischer Sicht besteht der Mensch allein aus einem physischen Körper. Betrachten wir den Menschen aus einer erweiterten Sicht, wie z.Bsp. über die Kilian-Photographie oder Biophotonen-Messungen, so sehen wir einen physischen Körper, der Energie ausstrahlt und von einem elektromagnetischen Feld umgeben ist. Der Körper ist energetisch. Beides ist aus der jeweiligen Betrachtung wahr und widerspricht sich nicht.

Definitionen

Wahrheit

Die Wahrheit ist objektiv, was bedeutet, daß sie NICHT auf der Wahrnehmung des Menschen beruhen kann. Die menschliche Wahrnehmung ist durch Prägungen eingeschränkt und zudem veränderlich. Die Wahrheit ist eine multidimensionale, interpretationslose, allumfassende Beschreibung dessen, was war und ist. Sie beschreibt das, was in der Vergangenheit geschah und was in der Gegenwart geschieht. Sie ist unveränderbar.[a]

Die Wahrheit stellt die objektive Realität dar, der wir uns derzeit nur bestmöglich annähern können.[3]

Wahrnehmung

Wahrnehmung ist das, was wir durch unsere Konditionierungen (Überzeugungen, bisheriges Weltbild und Wissen, Wahl des Ausschnitts und der Perspektive, ..) und Prägungen hindurch von der Wahrheit erkennen können. Diese filtern die eingehenden Informationen. Jeder Mensch nimmt also das als wahr an, was über seine Sinnesorgane durch seine Filter in sein Bewusstsein gelangt. Meist bekommt er jedoch nur einen teilweisen Einblick in die Wahrheit.

Die Wahrnehmung formt die subjektive Realität. Manche nennen das ihre Wahrheit, wobei sie korrekterweise sagen müssten: „Das ist das, was ich wahrnehme, bzw. das ist meine Wahrnehmung der Realität."

***„Ich bin zu der Erkenntnis gekommen,
daß das größte Problem überall auf der Welt ist,
daß die Wahrnehmung der Menschen von der Realität
zwanghaft durch den Filter dessen läuft, was sie als
wahr haben wollen und was nicht."***

Travis Walton[4]

a Im allgemeinen Sprachgebrauch herrscht hier ein Bestimmungsdurcheinander. Manche Menschen verwenden hierfür den Begriff der Wirklichkeit, dessen was wirkt und wirklich ist.

Der Wahrheit näher kommen

Je weniger Filter wir haben, umso klarer wird unsere Sicht auf die Welt. Je mehr wir uns erlauben unterschiedliche Perspektiven einzunehmen und den Ausschnitt zu vergrößern, umso mehr Puzzle-Stücke bekommen wir zusammen. Je größer das Bild, das wir erfassen können, je mehr Informationen in höherer Qualität zu uns durchdringen, umso genauer entspricht unsere Wahrnehmung der Wahrheit.

In der folgenden Abbildung ist die Wahrheit als reine Sinuskurve dargestellt.

Je mehr festgefahrene Konditionierungen und Prägungen wir haben, durch umso mehr Brillen wir blicken, umso verzerrter ist unsere Sicht auf die Welt und umso verschleierter und ungreifbarer ist für uns die Wahrheit. Dies ist in der Abbildung durch Verzerrungen, Rauschen und Unregelmäßigkeiten in der ursprünglich reinen Sinuskurve dargestellt. Je mehr Brillen, umso deformierter, und um so weniger Bruchstücke der Wahrheit sind sichtbar.

Unser Bestreben sollte sein, wieder zu Offenheit und Klarheit zu finden, damit wir die Wahrheit besser erkennen können, wissend, daß jeder die Welt immer durch seine individuelle Brille mit seinem eigenen Erfahrungsschatz wahrnimmt. Dadurch können wir uns gegenseitig bereichern und unser Gesamtbild ergänzen.

Trotz aller Bemühungen uns an die Wahrheit so weit wie möglich anzunähern, sollten wir uns mit dem Gedanken vertraut machen, daß wir wahrscheinlich nie die ganze Wahrheit über eine gegebene Situation oder ein Geschehnis kennen werden. Um dennoch so nah wie möglich an die Wahrheit heranzukommen, ist es immer wieder wichtig einen Schritt zurückzutreten, die vorhandenen Datenpunkte zu verbinden und so ein Gesamtbild zu erhalten, anstatt auf der Suche nach der Wahrheit alles bis ins letzte Detail beleuchten zu wollen.

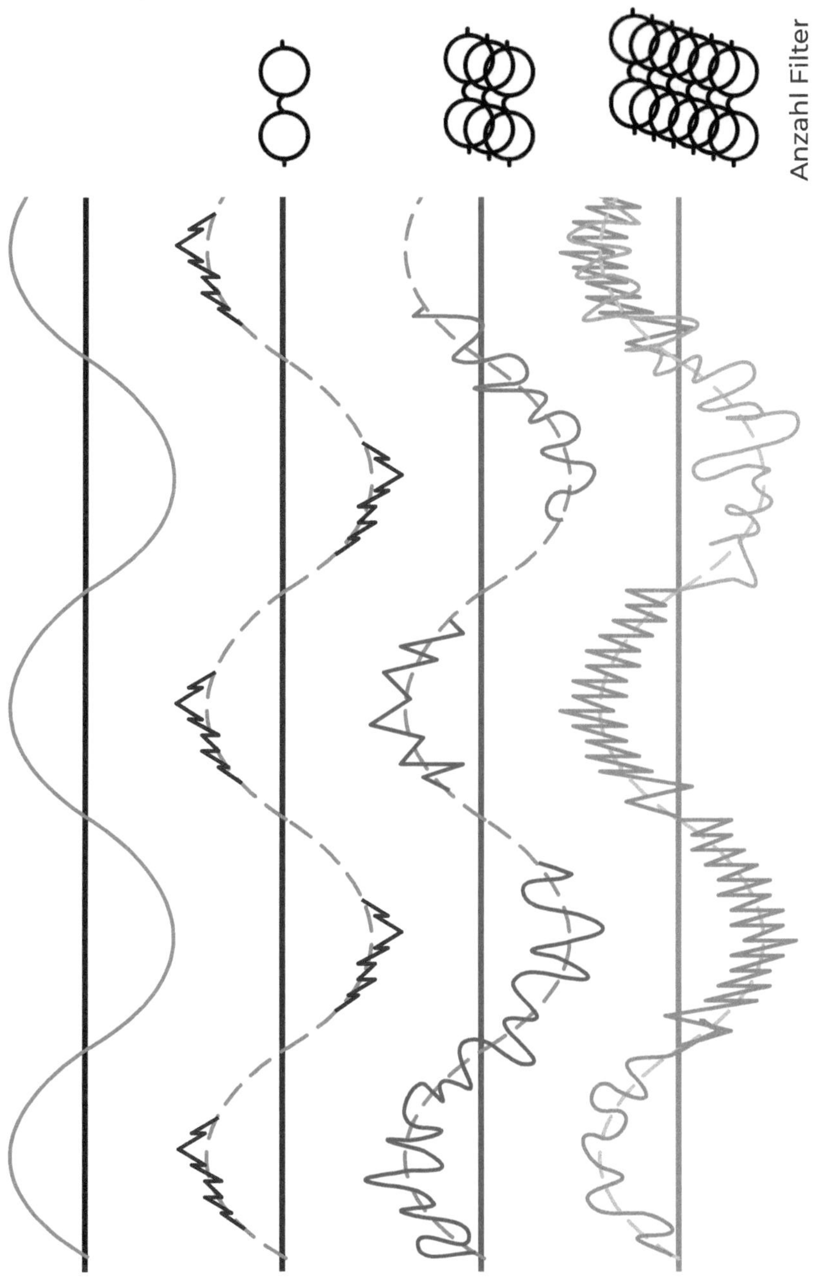

Abb. 10: Wahrheit

Meist sitzt die Lüge direkt vor unserer Nase und ist größer und unwahrscheinlicher als wir uns das überhaupt vorstellen können.

Alles was Du tun kannst, um die Wahrheit zu finden, ist, das Falsche und Unechte aufzudecken, es zu benennen und loszulassen.

Und wenn nichts Falsches und Unechtes mehr abgeschält werden kann, wenn keine Lüge mehr da ist, bleibt nur noch die Wahrheit übrig.

Mental versus Intuitiv

Schlussendlich können wird die Wahrheit in den seltensten Fällen rational mit Wissen vollumfänglich erfassen und doch gibt es eine Instanz in uns, die "weiß" und die uns spüren lassen kann, wenn etwas nicht der Wahrheit entspricht. Diese kennen wir als Bauchgefühl, Intuition, innere Stimme oder wahres Selbst. Sie gibt uns einen Impuls näher hinzuschauen und gleichzeitig distanzierter zu betrachten. Meist spricht sie eher leise und wir schenken ihr zu selten Aufmerksamkeit.

Vielleicht kennst Du folgende Redewendungen:

- „Mein kleiner Finger sagt mir ... .“ Eine ganz bestimmte Ahnung haben. Etwas vorausahnen, spüren.
- „Das stinkt zum Himmel.“ Da stimmt etwas nicht.
- „Das habe ich einfach gespürt.“, „Das weiß ich einfach.“ .. ohne es begründen zu können.

Übersinnliche Fähigkeiten

Auch Menschen mit medialen, über-5-sinnlichen Fähigkeiten können nur so klar an Informationen gelangen, wie sie selbst klar in sich sind. Ihre Prägungen, ihre Erfahrungen und ihre Weltsicht beeinflussen immer die Art und Weise, wie sie die empfangenen Informationen interpretieren und weitergeben. Deshalb auch hier, wie bei allem, was wir von außen gesagt bekommen: immer wieder mit der eigenen inneren Instanz abgleichen. „Ist das stimmig für mich?"

Bei großer emotionaler Reaktion auf eine Information wurde vermutlich ein wunder Punkt getroffen und es lohnt sich die dahinter liegende Prägung anzusehen. Innere Ruhe und ein wohliges Gefühl zeugen von einer Zustimmung zum Inhalt der Information. Ein neutrales Gefühl spricht eher von nicht-interessant oder nicht relevant. Ein Krümmen in der Magengrube und das Gefühl von „da stimmt was nicht“ möchte eventuell auf eine gewisse Unwahrheit oder Manipulation hinweisen. Hier hat sich die gesunde Skepsis gemeldet.

Abgleich von Informationen

Als Menschen haben wir die wunderbare Fähigkeit Informationen auf zwei Ebenen abklären zu können. Mit dem rationalen Verstand: „Macht etwas Sinn? Ist das logisch nachvollziehbar? Passt das ins Gesamtbild?“ und über die Intuition, die uns über das Gefühl auf Inkohärenzen hinweist und uns zu weiteren Recherchen und zum Hinterfragen animiert.

Manchmal wissen wir aber einfach auch, ohne es erklären zu können. Dann waren wir, wenn auch unbewusst, mit dem Quantenfeld, der Quelle oder allumfassenden Bewusstsein, in dem die Wahrheit geschrieben steht, in Verbindung.

„Es wäre für die Mainstream-Wissenschaft so viel einfacher viele Phänomene zu verstehen, die sie im Moment als metaphysisch oder übersinnlich abtut und beiseite schiebt, obgleich Millionen von Menschen sie tagtäglich erleben, wenn sie akzeptieren würde, daß das Bewusstsein außerhalb des Gehirns vorhanden ist und daß das Gehirn die Informationen daraus aufnimmt, wie eine Antenne elektromagnetische Frequenzen empfängt. Das Bewusstsein als Ganzes ist ein dynamisches Informationsnetzwerk, [...] das aus strukturierten Feldern besteht und quantifizierbar ist.“ - Nassim Haramein, Resonance Science Foundation

5

Verstand und Intuition[a]

Linke versus rechte Gehirnhälfte

Der Mythos Linkshirner vs. Rechtshirner

In den 1960er Jahren wurde postuliert, daß die linke Gehirnhälfte andere Aspekte der eingehenden Informationen verarbeitet als die rechte und sah die beiden Hemisphären fortan in ihrer Funktionsweise getrennt. Daraus entwickelte sich der Mythos vom linkshirnigen Menschen als "analytisch, wissenschaftlich, logisch" und vom rechtshirnigen Menschen als "kreativ und intuitiv", der in der Pädagogik und Psychologie seine volle Blüte erlebt und noch bis heute anhält.

Im Jahr 2010 wurden weitere Studien durchgeführt, die zeigten, daß zwar die linke und rechte Gehirnhälfte verschiedene Informationen unterschiedlich verarbeiten und Synapsen in unterschiedlicher Form gebildet werden, dennoch beide Hemisphären immer, mal mehr mal weniger ausgeprägt, zusammenwirken.

Jede folgt einer bestimmten Tendenz, die männlichen bzw. weiblichen Eigenschaften zugeordnet werden kann. An sich gibt es keine links- oder rechtshirnigen Menschen. Vielmehr hängt alles von der Vernetzung und der Kommunikation zwischen den beiden Hemisphären, sowie der elektrischen Leitfähigkeit innerhalb des Gehirns ab.

Was zeichnet die linke und rechte Gehirnhälfte aus?

Am Beispiel der Sprache erklären wir hier die spezifischen Fähigkeiten und das Zusammenwirken der beiden Gehirnhälften. Die

---

a Definition **Verstand/Intellekt**: Vermögen des Menschen, die Realität begrifflich zu erfassen, Fähigkeit zu denken, zu urteilen, Denkvermögen, Denkkraft; **Intuition**: spontanes geistiges Erfassen, auf Wissen und Erfahrung (persönlich, transgenerationnel, kollektiv) beruhende plötzliche Erkenntnis.

linke Hemisphäre ist darauf spezialisiert, die Laute zu identifizieren, aus denen Wörter gebildet werden, und die Syntax eines Satzes zu entwickeln. Sie hat aber kein Monopol auf die Verarbeitung von Sprache. Die rechte Hemisphäre ist sensibler für die emotionalen Aspekte der Sprache. Sie hört auf die Sprachrhythmen, die Intonation und die Betonungen. Sie ist sensibel auf Schwingung und das, was zwischen den Wörtern übertragen wird, d.h. die Energie, mit der etwas gesagt wird. Beide bilden eine Einheit von Wahrnehmung & Verständnis und können nicht getrennt voneinander betrachtet werden.

„Es ist absolut richtig, daß bestimmte Gehirnfunktionen auf der einen oder anderen Seite des Gehirns ablaufen. Die Sprache tendiert eher zur linken Seite, die Aufmerksamkeit eher zur rechten Seite. Aber die Menschen neigen nicht dazu, ein stärkeres linksseitiges oder rechtsseitiges Gehirnnetzwerk auszubilden. Es scheint eher von Verbindung zu Verbindung bestimmt zu werden.“ - Dr. Jeff Anderson.[5]

Wenn also beide Hemisphären an sich gut funktionieren, sowie die Kommunikation und der Austausch zwischen den beiden fließt, sprechen wir von einem ausgeglichenen Gehirnzustand und treffen auf einen intelligenten und kreativen Menschen, der Verstand und Intuition gleichermaßen nutzt.

Intellekt & Intuition = Intelligenz

Im Grunde geht es darum sich sowohl für die männlichen, als auch die weiblichen Qualitäten, die jedem in seiner ureigenen Form gegeben sind, zu öffnen und diese in einer sich ergänzenden Weise zu leben.

Beeinträchtigungen der Gehirnfunktion

Traumata und Konfliktschocks

Traumata sind emotional stark beladene und intensivste Erfahrungen, die oftmals mit einer Dissoziation, d.h. einem Verlassen des Körperbewusstseins und Seelenabspaltungen einhergehen, um das was geschieht überhaupt überleben zu können.

In der Universalbiologie[6] wird von einfachen bis multiplen Konfliktschocks, bzw. Auslösenden Ereignissen gesprochen. Ein solcher wird definiert als ein überraschendes, *plötzlich eintretendes*, *belastendes* Ereignis, das zudem isoliert, *allein* gelassen und in *Hilflosigkeit* erlebt wird.[b] Sei es weil niemand zum Reden da ist, es sich um ein Tabuthema handelt oder der Leidtragende aus Scham nicht darüber reden kann. Es erzeugt im Körper eine biologische Reaktion[c] mit dem Ziel, den Körper in seinem Schockzustand zu unterstützen und am Leben zu erhalten, sowie nach Lösung des Konflikts wieder in einen ausgewogenen Zustand zurück zu führen. Die direkt auftretende Reaktion ruft auf 3 Ebenen gleichzeitig eine Veränderung hervor: (a) in der Psyche, (b) in dem zum Inhalt der Situation assoziierten Teil des Körpers und (c) im Gehirn selbst. Hierbei kann entweder eine Hemisphäre alleine oder beide betroffen sein, je nachdem, um was es sich bei dem Auslösenden Ereignis handelt und wie und mit welcher Intensität dieses erlebt wird. Das im Gehirn auftretende Phänomen[d] kann auf Computertomographie-Aufnahmen direkt gesehen und analysiert, d.h. einer bestimmten Ursache, Thematik und aktuellen Phase des BNA zugeordnet, werden.

---

b Schock, Trauma, Zerwürfnis, Trennung, verbaler oder körperlicher Angriff, Abwertung, Diskreditierung, Todesfall, Demütigung, Liebesentzug, Ärger, Enttäuschung, Verlust, verschiedene Ängste, ..

c in der Germanischen Heilkunde (GH) 'Biologisches Sonderprogramm' genannt, in der Universalbiologie 'Biologisch Notwendiger Ablauf' (BNA)

d in GH als Hamerscher Herd bezeichnet.

Stress, Angst und Prägungen

haben wir in *Neurobiologische Prozesse der Informationsverarbeitung* (S.32) und *Prägungen aus neurobiologischer Sicht* (S.37) erläutert. Hier sei noch erwähnt, dass Angst der wohl größte krankmachende Faktor ist.

Giftstoffe und Nanopartikel

können bis ins Gehirn eindringen und sich dort ablagern.[7] Zu diesen zählen Geschmacksverstärker, Farbstoffe, weißer Zucker, Kochsalz, Fluorid in Zahnpasta und im Trinkwasser, sowie metallische Nanopartikel wie Aluminium, Barium, Strontium, die in der Luft, in Impfstoffen und auch teilweise in Kosmetikprodukten zu finden sind. Auch Glysophat, Hormone und Medikamentenrückstände im Trinkwasser und anderen Nahrungsmitteln haben eine negative Auswirkung auf den Organismus und das Gehirn.

Mittlerweile ist nachgewiesen, daß es sowohl bei Alzheimer und Demenz als auch bei Autismus einen Zusammenhang mit metallischen Nanopartikeln und Vergiftungen gibt[8]. Auch die Transgender-Thematik ist nicht nur einfach so ein Phänomen, sondern wurde gefördert durch eine Verweiblichung der Männer über Hormone (Rückstände der "Pille" im Trinkwasser, ...) und Traumata / Konfliktschocks (vor allem während der prä- und postnatalen Phase). Zusätzlich wird dies verstärkt über ideologische Programmierungen, sei es durch das direkte familiäre Umfeld, über die Medien oder die sexuelle Früherziehung in Kindergärten und Schulen.[9]

Elektrosmog

Elektrosmog ist eine oft unterschätzte Quelle der Beeinträchtigung unserer Gehirnfunktion. Er entsteht durch technisch erzeugte elektrische, magnetische und elektromagnetische Felder. Elektrosensible Menschen spüren oft direkt, wenn die Belastung auf das Gehirn oder Nervensystem durch eine solche Reizüberflutung zu hoch wird. Für die meisten Menschen stellt sich diese

Beeinträchtigung der Gehirnfunktion oft erst ein, wenn der Körper längere Zeit einer intensiven Strahlenquelle ausgesetzt ist, wie z.Bsp. durch einen ungünstig aufgestellten WLAN Router, der auch nachts angeschaltet bleibt. Der Einfluss der Strahlung kann mittels der Dunkelfeld-Mikroskopie über den Effekt der "Geldrollenbildung" im Blut nachgewiesen werden.

Aufgrund der ständigen Reizüberflutung durch Mobilfunkantennen, dem Gebrauch von 'Smartphones' und 'Tablets' sowie WLAN-Stationen und 'Bluetooth', sowie durch die elektrischen Hausinstallationen kommt das Gehirn und Nervensystem vieler Menschen nicht mehr wirklich zur Ruhe. Man spricht hier auch von externen Stressoren. Vor allem während der Nacht verhindern Strahlenquellen, daß die Tiefschlafphase erreicht wird und verunmöglichen die normale Regeneration des Organismus. Der Körper wird dadurch langfristig geschwächt. Schlafstörungen, Erschöpfung, Infektanfälligkeit, 'Burnout'-Symptome bis hin zu weiteren, ernsthaften Erkrankungen können die Folge sein.

Inzwischen gibt es unzählige Studien und Versuche zu den Auswirkungen des 'Elektrosmog' auf unser Gehirn, unseren Körper und unsere Gesundheit. Beispiel: Oxidativer Stress.[10]

Einseitige Erziehung

Darunter verstehen wir, wenn in der Kindheit nicht alle Gehirnqualitäten gleichwertig stimuliert werden. Für Kinder ist es von Bedeutung, daß alle Fähigkeiten und die gesamte Motorik gleichermaßen gefördert werden. Handwerkskunst, Singen, Malen, Tanz und Sport sind genauso wichtig wie Sprechen, Lesen und Schreiben. Freie Bewegung und Eigenmotivation sollten ganz vorne stehen. Neugierde und Forscherdrang sind zu fördern, anstatt Kinder stundenlang auf Stühlen still sitzen zu lassen und vorgefertigtes Material in vorgegeben Zeitfenstern vorzuschreiben. Das entspricht nicht ihrem Naturell und beeinträchtigt eine gesunde Entwicklung des Gehirns und der persönlichen Talente, die dadurch meist unterdrückt werden. Fernsehen, Computerspiele, 'Tablets' und 'Smartphones' bringen eine zusätzliche destrukturierende Komponente, abhängig vom Kindesalter und Dauer der Nutzung.[11]

Bedeutungsinkonsistenzen

zwischen Worten und Symbolen. Worte werden eher in der linken, männlichen Gehirnhälfte verarbeitet, während die rechte, weibliche Gehirnhälfte die Schwingung und (archaische) Symbolik aufnimmt und deren Sinn erfasst. Wenn die eingehenden Informationen sich auf diesen beiden Ebenen widersprechen, kommt es zu einer Inkohärenz.

Beispiele

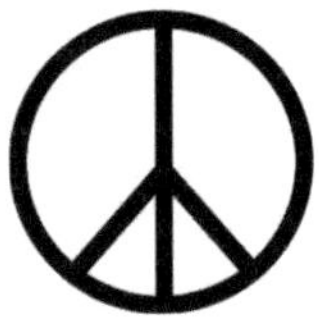

Das sogenannte Friedenssymbol ist eine auf den Kopf gestellte Lebensrune, die dadurch in ihrer Bedeutung verdreht wird. Sie steht nun für Ende und Tod, anstatt für Offenheit, Wachstum und Leben.

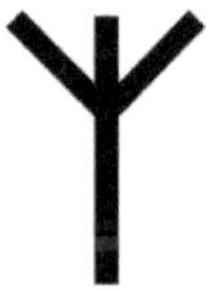

Assoziieren wir nun das Wort Frieden damit, entsteht eine Inkohärenz. Frieden soll nun zu Tod gehören.

Dasselbe trifft auf die Swastika zu, die wir als Hakenkreuz kennen. Seit jeher ist sie ein Symbol des Glücks und des Lebens und läßt sich in unterschiedlichsten Varianten weltweit in verschiedenen Kulturen wiederfinden. Sie hat bereits vor dem Dritten Reich existiert. Möglicherweise bildet die Swastika die Positionen des Sternbildes des Großen Wagens an den Tag- und Nacht-Gleichen und den Sonnenwenden in Bezug auf den Polarstern ab. Auch ein Zusammenhang mit Hyperboräa mit seinen 4 Kontinenten ist vorstellbar. Somit steht sie von alters her für etwas Lebendiges. Erst in der jüngsten Geschichte wurde sie mit den Grauen des zweiten Weltkriegs und dem zerstörenden Nationalsozialismus, als auch dem sogenannten Rechtsradikalismus[e] verknüpft worden. Auch diese Benennung müsste von Grund auf neu begriffen werden.

Viele der einst heiligen Symbole wurden so missbraucht und in ihrer Bedeutung verdreht, was zu einer Begriffsverzerrung führt.

Etwas ähnliches finden wir auch innerhalb der Sprache.

- Das Wort 'zulassen' bedeutet einerseits erlauben und mit etwas einverstanden sein (KFZ-Zulassung, zu einer Prüfung zugelassen sein, 'Cookies' zulassen, ..), und gleichzeitig hören wir darin etwas 'zu zu lassen', im Sinne von etwas verschlossen zu halten (Lass die Keksdose zu!). Was denn nun, Zugriff erlauben oder nicht?
- Wenn Du ein Bankkonto hast, ist Dir sicherlich der Begriff des Inhabers bekannt. Haben ist gleichzusetzen mit: etwas gehört Dir, ist Dein Eigentum. Doch was hat es mit der Vorsilbe 'in' auf sich? Inkompetent bedeutet 'nicht kompetent', also unfähig, den Anforderungen nicht gewachsen, kein Sachverständnis haben. Inkohärent heißt 'nicht kohärent', also unzusammenhängend, unorganisiert. Inkonsequent bedeutet 'nicht konsequent', also unbeständig und wechselhaft. Hieraus können wir schließen, daß die Vorsilbe 'in' eine Negation ausdrückt. Dementsprechend wäre der Inhaber dann ein Nichthaber, was zur Konsequenz hätte, daß das Konto dem Inhaber gar nicht gehört.
- Die Steuer, ein Beitrag, den wir angeblich ausschließlich zum Wohl der Gesellschaft und ihrer Strukturen geben. Doch woher stammt das Wort? Was hören wir noch darin? Steuer gleichbedeutend mit Lenkrad. Wer oder was steuert, lenkt

---

e Etymologische Bedeutung rechtsradikal: **rechts** → Adj. richtig, dem Recht, den Gesetzen entsprechend, gut, rechte, gerecht, berechtigt, richtig, gerade, einfach, gut, wirklich, das Herz am rechten Fleck haben. **radikal** → Adj. bis auf die Wurzel, bis zum äußersten (gehend), gründlich, gänzlich, vollkommen aus radicalis, an die Wurzel gehend, von Grund auf, gründlich.

oder gibt hier die Richtung an? Die Steuererklärung: „Ich erkläre mich bereit, mich steuern zu lassen“?

Es geht hier nicht um linguistische Feinheiten und Korrektheit von Wortbildungen an sich, sondern darum aufzuzeigen, daß das, für was ein Wort steht, nicht unbedingt zu dem passt, was wir darin hören oder damit assoziieren. Wir sind aufgefordert die genutzten Worte wieder zu begreifen, damit sie zu verständlichen Begriffen werden.

Einschränkende Nutzung der Fähigkeiten des Gehirns

Die meisten Menschen leben realitätsfern, in unwirklichen und absurden Fantasien. Die einen empfinden sich als nutz- und wertlos, nicht existenzwürdig und sind voller Scham, und die anderen halten sich für Gott und glauben über alles entscheiden zu können und nach Belieben zu definieren, was moralisch richtig oder falsch ist. In beiden Fällen können die über die fünf Sinne aufgenommenen Informationen aufgrund einer fehlenden Bewusstheit für den Körper und einer eingeschränkten Kommunikation zwischen den Hemisphären nicht mehr synthetisiert werden.

LINKE SEITE - Rationalität

Menschen, die vorwiegend dem Denken und Rationalen verhaftet sind und gleichzeitig ihre Intuition und übersinnliche Wahrnehmung ignorieren, überbeanspruchen ihre linke Gehirnhälfte und vernachlässigen die rechte. Sie sind rein auf das verstandesmäßige Denken fokussiert. Oftmals ist das (Mit-) Fühlen und das Wahrnehmen von Gefühlen betäubt oder abgestellt.

Menschen, bei denen vermehrt Überlebensschemata im Unterbewusstsein ablaufen, haben einen dauerhaft erhöhten Spiegel an Stresshormonen (*(4) Antriebssystem im dauerhaften Angstzustand* S.36). Die linke Gehirnhälfte kann nicht mehr korrekt angesteuert werden. Das Stammhirn neigt in einer solchen Konstellation dazu die Kontrolle über die ausführende Funktion des Gehirns zu übernehmen.

Solche Menschen neigen dazu, von Egoismus und primären Begierden beherrscht zu werden und entwickeln häufig eine Persönlichkeit, die auf Kontrolle und Dominanz beruht. Im Extrem führt das zu psychopathischen Tendenzen, wodurch manche Menschen sich das Recht heraus nehmen andere mit Gewalt zu beherrschen.

RECHTE SEITE - Emotionalität

Menschen, die sich vorwiegend auf ihre Empfindungen und ihre Gefühle verlassen und jegliche Analyse und Rationalität ablehnen, überbeanspruchen ihre rechte Gehirnhälfte und vernachlässigen die linke.

Solche Menschen werden im Extrem von ihren Emotionen gesteuert und vom limbischen System geleitet. Sie sind rein auf das Fühlen fokussiert und entwickeln eher eine Persönlichkeit, die auf Unterwürfigkeit und Naivität beruht. Dadurch sind sie einfach zu manipulieren.

Blinde Akzeptanz und die Tendenz zum kollegialen Gruppendenken führt zu einem Zustand, in dem sich willige Mitläufer leicht einer äußeren Autorität unterwerfen.

BEIDSEITIGE BEEINTRÄCHTIGUNG

Wenn es zu Beeinträchtigungen, Blockaden und Biologisch Notwendigen Abläufen, die beide Hemisphären betreffen, gekommen ist, kann ein Mensch je nach Thema und Situation Züge beider Aspekte und im Extremfall Schizophrenie oder eine gespaltene Persönlichkeit entwickeln.

Beispiel

Derjenige, der von seinem Chef dominiert und unterdrückt wird, unterwirft sich dieser äußeren Autorität, tut alles was verlangt wird, und dominiert dann oftmals selbst zuhause über seine Familie. Er gibt diesen Druck einfach nach "unten" weiter.

Wer in seiner Kindheit dominiert und missbraucht wurde, also erfahren hat ganz unten zu stehen, dominiert und malträtiert als Erwachsener oftmals die anderen, um dem nicht verarbeiteten Schmerz nach außen ein Ventil zu geben. Sollte es keine Menschen oder Kinder mehr unter ihm geben, dann sind es die Tiere und die Natur, die unterdrückt werden, nur damit er sich noch auf irgendeine Weise mächtig fühlen kann und so seiner inneren Machtlosigkeit entkommt.

Menschen, die als Kind Opfer waren, springen als Erwachsene oftmals zwischen beiden Verhaltensweisen, jene des Opfers und der eines Täters, hin und her. Die Kommunikation zwischen der linken und rechten Gehirnhälfte ist beeinträchtigt. Die beiden Hemisphären kooperieren nicht mehr miteinander. Die Sicht auf die Welt wird realitätsfremd. Situationen können nicht mehr mit klarem Verstand eingeschätzt werden.[12]

Soweit eine eher psychologisch-materialistische Betrachtung. Solche Verhaltensweisen lassen sich im energetisch-spirituellen Weltbild durch Ungleichgewichte zwischen den männlichen und weiblichen Energien, Verschiebungen in den Energiekörpern, blockierten Chakren, als auch über Manipulation und Besetzungen durch Fremdenergien erklären.

6

Weltsichten

Einseitige Lebenseinstellungen

Wenn beide Gehirnhälften in ihrer Funktion eingeschränkt sind und nicht mehr optimal miteinander kommunizieren, wenn der Prozess der Informationsverarbeitung gestört oder beschädigt ist, dann verstricken sich die Menschen immer mehr in äußere Vorgaben und Muster und verlieren den Kontakt zu ihrem wahren Selbst.

Wird eine der beiden Hemisphären chronisch dominant beansprucht, kann das zu folgenden Verhaltensweisen und Lebenseinstellungen führen.

Zuflucht ins WISSEN & DENKEN (männliches Extrem)	Zuflucht ins FÜHLEN & GLAUBEN (weibliches Extrem)
Rigider Skeptizismus	Naivität
Szientismus	blinder Glauben
Atheismus	religiöser Extremismus
Solipsismus	Solipsismus
Moralischer Relativismus	Nichtigkeit
Sozialdarwinismus	Selbsthass
Eugenik	Befehlsempfänger
Autoritarismus	Mitläufer, freiwilliger Sklave
Machtmissbrauch kalkulierend, herzlos	*Machtverweigerung emotional, kopflos*

Abb. 11: Extreme der Lebenseinstellungen

Szientismus[a]

ist ursprünglich die Auffassung, daß sich mit wissenschaftlichen Methoden alle sinnvollen Fragen beantworten lassen. Hier wird dieser Begriff jedoch verwendet in der Form, daß die materielle Wissenschaft Antworten auf alle Fragen, auch die Sinnfragen, liefert und es zudem zu einer Verwissenschaftlichung kommt, d.h. daß sich alle Lebensbereiche an der Wissenschaft zu orientieren haben.

Solipsismus[b]

bezeichnet in der Philosophie eine These oder Schlussfolgerung, nach der allein die Existenz des eigenen Ichs gewiss sein kann. Das Ich steht nicht nur im Mittelpunkt der Welt, sondern ist die Welt.

Auf der intellektuellen Seite zeigt sich dies in einem materiellen, vom Konsum getriebenen Egoismus und der Einstellung sich für Gott zu halten, über allen Dingen, der Natur und anderen Menschen zu stehen.

Auf der intuitiven Seite kommt das Gedankengut des Ichs als alleinig bestätigte Existenz in bestimmten Formen der Esoterik vor. Nur mein Sein ist wahr, alles andere um mich herum ist Illusion und lediglich Projektion meiner Gedanken, damit ich hier eine Erfahrung machen kann. Ich bin auf geistiger Ebene der alleinige Schöpfer meiner / dieser Welt. Eine andere Ausprägung wäre, sich nur um sein eigenes geistiges Heil und Erleuchtung zu kümmern (spiritueller Egoismus).

Eugenik[c]

Unter Eugenik wird die Lehre von der Verbesserung des biologischen Erbgutes des Menschen verstanden. Maßnahmen, die der

---

a Szientizismus, Scientismus von lat. 'scientia', Wissen, Wissenschaft

b lat. 'sōlus', allein und 'ipse', selbst

c Eugenetik, deutsch Erbgesundheitslehre, von 'eugenes', griechisch, was von edler Abstammung, edel geboren heißt. Es setzt sich zusammen aus εὖ eũ, gut und γένος génos, Geschlecht, bzw. 'genesis' für Werden, Entstehen.

Vermehrung von Menschen dienen, deren Erbanlagen erwünscht sind oder als positiv bewertet werden, bezeichnet man als "positive Eugenik". Aus rein biologischer Sicht sollten sich, damit ein Volk und auch die Menschheit weiterbestehen kann, bzw. sich weiterentwickelt anstatt zu degradieren, vorrangig die Heilen und Gesunden vermehren.

Maßnahmen zur Verhinderung der Vermehrung von Menschen, deren Erbanlagen unerwünscht sind oder als negativ eingestuft werden (in Sinne einer machtpolitischen Agenda), wird "negative Eugenik" genannt. Die negative Eugenik geht davon aus, daß der Mensch an sich nicht perfekt ist und sich nicht aus sich selbst heraus verbessern kann, weswegen er durch äußere Eingriffe in die Materie optimiert, bzw. selektiert werden müsste.

Hierauf basiert der Ansatz mit Gentechnik den Mensch verändern und optimieren zu wollen, wie z.Bsp. mit der CRISPR-Genschere-Technologie, aber auch die Idee sich bei einer künstlichen Zeugung nicht nur das Geschlecht und die Augen-/Haarfarbe, sondern auch die Qualitäten seines zukünftigen Kindes konstruieren zu lassen.

Als Weiterführung dieses Konzepts ist der Transhumanismus[d] zu nennen, – mittlerweile nicht mehr nur eine philosophische Denkrichtung –, der die Grenzen menschlicher Möglichkeiten, sei es intellektuell, physisch oder psychisch, durch den Einsatz technologischer Verfahren erweitern will. Die Verpflichtung zum Fortschritt des Menschen ist das Interesse der Verfechter des Transhumanismus.

Moralischer Relativismus

vertritt die Meinung, daß die Moral nicht auf einem absoluten[e] Standard beruht, sondern ethische "Wahrheiten" sich auf Variablen

---

d lat. 'trans', jenseits, über, hinaus und 'humanus', menschlich

e lat. 'absolutus': unabhängig, uneingeschränkt, unbedingt; im Sinne von nicht von Bedingungen abhängig. Das Absolute ist das All-umfassende, das Alles-Sich-Vereinende.

stützen, wie z.Bsp. Situation, Kultur und Gefühle / Empfindungen. Was moralisch richtig oder falsch ist, wird also je nach Situation und Bedürfnis anders ausgelegt.

Zufall und Determinismus

Obige Lebenseinstellungen und Gesellschaftskonstrukte führen zu, bzw. basieren auf folgenden simplifizierten Weltsicht-Extremen.

Zufall rationales Extrem	**Determinismus** gläubiges Extrem
Das Universum ist ein großer Zufall / Unfall.	Gott kontrolliert jedes Ereignis in der Schöpfung, daher kann nichts verändert werden.
Es gibt keinen Schöpfer, also gibt es auch keine zugrunde liegende Intelligenz in der Natur.	Alles ist vorherbestimmt.
Es gibt keine spirituellen oder moralischen Gesetze. Ich bin frei zu tun was ich will.	Der "freie Wille[f] " ist eine Illusion und existiert nicht.
Die Existenz hat keinen anderen Zweck, als weiter zu existieren.	Handeln hat letztlich keinen Sinn.
Charakteristiken des Szientismus, Atheismus und Totalitarismus.	*Charakteristiken des religiösen Extremismus und Sklaven-Denken.*

Abb. 12: Weltsicht-Extreme

f Im Sinne von *als Mensch Einfluß haben, etwas ändern oder auf etwas einwirken können*. Wahlmöglichkeit, Entscheidungsfreiheit, Mitbestimmungsfähigkeit und Willenskraft.

Was wäre, wenn in beiden Weltsichten etwas Wahres zu finden ist und es sowohl eine "zufällige" als auch eine "vorherbestimmende" Komponente gibt?

Überwinden wir die Spaltung und bringen die beiden Extreme Zufall und Determinismus in eine Korrelation. So wie zuvor das Zusammenwirken von Intellekt und Intuition zu Intelligenz führte, so könnte hier auf die vorherbestimmte Komponente der Kosmischen Gesetze, die zufällige, frei bestimmbare Komponente des "freien Willens" treffen. Miteinander bieten sie den Rahmen in dem wir unser Leben intelligent gestalten können.

zufällig		**determiniert**
"Freier Wille"		Kosmische Gesetze
menschliche Entscheidungs- und Willenskraft	∞	unabänderliche, natürliche Gesetzmäßigkeiten des Lebens

Einflussnehmende Weltsichten

Wie äußert sich diese Spaltung von Denken und Fühlen, von rational und intuitiv, und von Wissenschaft und Glaube im praktischen Leben und welche Auswirkungen hat sie auf die Gesellschaft? Welche kollektiven Prägungen und Filter sind uns auferlegt und müssen wir verstehen lernen, um uns selbst und andere besser wahrzunehmen? Welche Weltsichten prägen derzeit die Menschheit?

Dieses Kapitel dient zur Vertiefung und Konkretisierung der vorherigen und soll zu weiteren Reflexionen anregen. Wir haben versucht auf einfache, bildliche Weise verschiedene Weltsichten in ihrer grundlegenden Ausrichtung darzustellen.[13]

ACHTUNG! Solltest Du an der ein oder anderen Stelle im Text eine innere Abwehr spüren, dann nimm etwas Abstand und betrachte die Thematik zu einem späteren Zeitpunkt mit mehr Distanz nochmals neu.

Legende

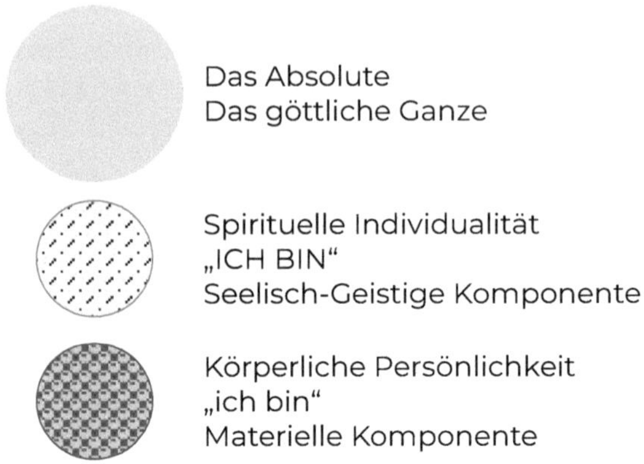

Abb. 13: Legende Weltsichten

Mit dem **göttlichen Ganzen** meinen wir die Schöpfung an sich, das Absolute, das nicht greifbare Allumfassende.

Die **körperliche Persönlichkeit** ist primär unser physischer Körper, wobei je nach Weltbild dieser die ersten drei energetischen Körper (ätherisch, emotional, mental) mit beinhaltet.

Die **spirituelle Individualität** trägt die Seele (die höheren Energiekörper) und die Verbindung zur geistigen Welt.

Je nach Weltsicht besteht der Mensch aus einer Mischung oder nur einer dieser 3 Komponenten. Aus ganzheitlicher Sicht erkennen wir den Menschen als eine Einheit aus der spirituellen Individualität und des körperlichen Seins und gleichzeitig als Teil des Absoluten[g].

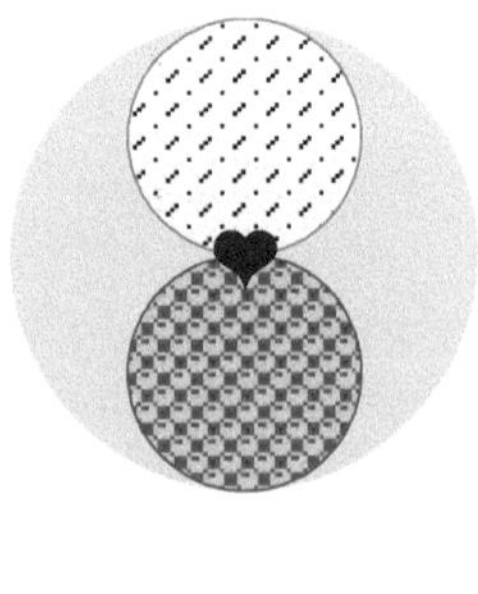

g Weitere Erklärungen in Kapitel *Das Gesetz der Entsprechung* (S.98)

Monotheismus

ist die wahrscheinlich bekannteste Weltsicht. Sie beinhaltet sämtliche monotheistische Glaubensrichtungen (Islam, Judentum, Christentum, ..) und zeichnet sich durch den Glauben an eine einzige äußere Autorität aus, die allmächtig ist. Alles ist vorherbestimmt. Alte Schriften und Prophezeiungen haben unumstößliche Gültigkeit. Einen "freien Willen" gibt es nicht oder nur bedingt. Der Mensch betet nach außen / oben und ist von der Gnade Gottes abhängig. Im Christentum ist der Mensch an sich gut, doch durch die Erbsünde schuldig geworden. Unglück, Krankheit und Unfälle werden mitunter als Strafe Gottes oder Prüfung betrachtet. Dadurch entsteht das Gefühl von Machtlosigkeit und Klein- und Unbedeutend-Sein. Eine mögliche Mit-Schöpferkraft des Menschen wird an diese Autorität abgegeben. Ein eigener göttlicher Anteil, obwohl geschaffen nach dem Abbild Gottes, wird verneint. Die Existenz von energetischen Körpern wird in Bildern nur bei den Heiligen über ihre Aura oder den Heiligenschein angedeutet.

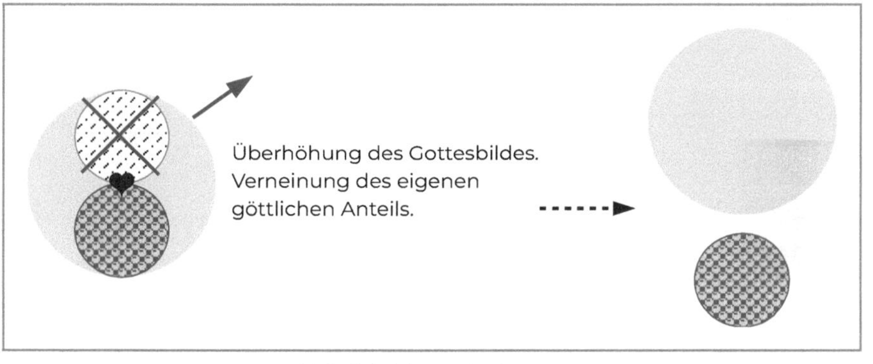

Abb. 14: Monotheismus

Der Mensch erkennt sich nur in der Materie (physischer Körper) und lebt getrennt vom Göttlichen in einem Bild von Richtig und Falsch, Gut und Böse, von Sühne und Schuld, gemäß den Regeln der entsprechenden Religion. Nach dem Tod gibt es entweder Himmel oder Hölle.

Mögliche Lebenseinstellung:
„Ich muss gläubig und artig sein, alles richtig machen und Buße tun, damit ich nach meinem Tod in den Himmel komme.“

Materialismus

bezieht sich rein auf die Materie. Es gibt nichts Energetisches, noch Geistiges.

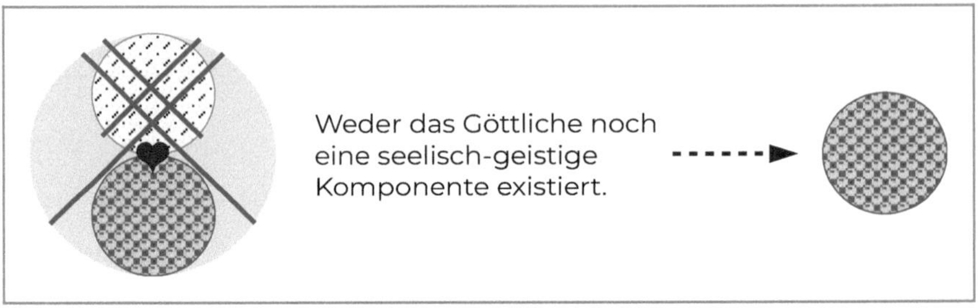

Abb. 15: Materialismus

Der Mensch als physische Materie lebt für sich allein. Alles ist zufällig aus dem Nichts entstanden. Bewusstsein entsteht aus der Materie heraus. Die Geburt ist der Beginn und der Tod das Ende.

Mögliche Lebenseinstellung:
„Ich existiere um zu existieren. Es gibt keinen größeren Sinn, weswegen ich mir um nichts Gedanken machen brauche. Konsequenzen gibt es nicht. Ich kann tun und lassen was ich will.“

Atheistischer Monismus

Diese Einheitslehre ist mit der Yoga-Bewegung aus dem indischen Raum nach Europa gekommen. Alles ist Gott. Alles ist eins. Alles ist gut. Gott ist nur Energie und Nicht-Dualität. Das Individuum Mensch wird ausgeblendet und einem einheitlichen Göttlichen zugesprochen. Die Materie und alles individuelle sind eine Illusion. Es gibt keinen "freien Willen". Alles was geschieht ist eine notwendige Erfahrung der Realität, die sich der Mensch selbst geschaffen hat. Sie ist somit vorherbestimmt (Gesetz des Karmas). Es gibt keine unschuldigen Opfer. Sie müssen davor alle mal Täter gewesen sein. In der Schlussfolgerung gäbe es dann auch keine schuldigen Täter. Die Unterscheidung zwischen gut und böse gibt es nicht. Es ist alles eins und göttlich. Das Erfahren von gut und böse ist rein subjektiv.

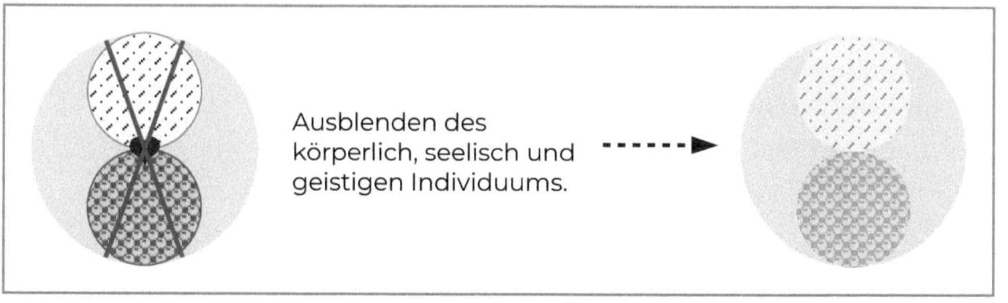

Abb. 16: Atheistischer Monismus

Der Mensch lebt in einer innerlichen Verneinung der Materie und seiner physischen Realität, als auch in einem Nicht-Erkennen seiner seelisch-geistigen Individualität. Er schwimmt im AllEins-Sein und existiert eigentlich als Individuum nicht.

Mögliche Lebenseinstellung:
„Ich brauche nur in der Liebe sein und alles ist gut."

Deismus

ist ein nicht rein materialistisches, aber noch nicht ganzheitliches Weltbild. Es beinhaltet die Kenntnis der Feinstofflichkeit, des Energetischen und Subtilen und ist somit metaphysisch. Der Deismus ist die einflussreichste Form der Gnosis (Okkultismus, Geheimlehren, ..), zu denen auch die Freimaurerei zählt. Im Absoluten gibt es einen Schöpfergott, der die Welt erschaffen hat, doch ist dieser rein geistig und kann deshalb in der Materie nicht eingreifen. Dieser Gott ist praktisch inexistent und irrelevant und somit getrennt. In dieser Welt herrscht nur das Prinzip des rein funktionalen Wirkens der Naturgesetze (= Gott der materiellen Welt, Luzifer).

Beispiel: Daß die Starken die Schwachen "fressen" oder beseitigen, ist eine Notwendigkeit gemäß den unerbittlichen Gesetzen dieses Gottes. Chaos ist die Ursache von Ordnung.

Daraus könnte man schlussfolgern, dass das "Gute" nicht ohne das "Böse" entstehen / existieren, kann. In der Weltgeschichte sehen wir deshalb, daß immer wieder Chaos (Weltkriege, Antiterror-Kriege, Bürgerkriege, Krisen, usw.) inszeniert wird, damit die gewünschte neue Weltordnung entstehen kann. Das ist die gnadenlose Konsequenz der "Wahrheit" des Deismus.

Der Mensch macht sich gottgleich. Alles was geschieht, läuft "nach Gesetz", das kein gut und böse kennt, weshalb der Mensch in "Wirklichkeit" keine Sünden begehen kann – vorausgesetzt er ist sich dessen vollumfänglich bewusst. Nur solange der Mensch meine, es gäbe gut und böse, unterliege er der Illusion von Schuld und Sünde.

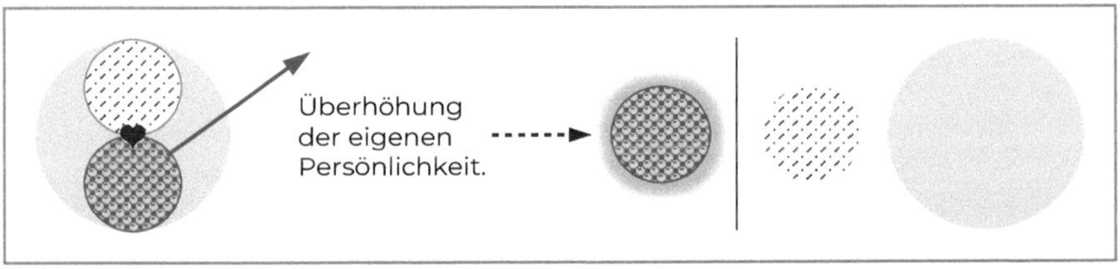

Abb. 17: Deismus

Der übermächtige Mensch mit seinen Energiekörpern (Kreis mit Halo) lebt getrennt vom spirituell-geistigen Aspekt und dem göttlichen Ganzen.

Mögliche Lebenseinstellung:
„Ich kann alles tun (auch töten), weil ich Gott selbst bin. Wenn ich mir barmherzig vergebe, bin ich sündenfrei."

Moderner Esoterismus

ist eine Kombination aus dem aus Indien stammenden atheistischen Monismus und dem gnostischen Deismus. Kern sind die theosophischen Lehren von Helena P. Blavatsky (1831 - 1891), die verschiedenste Elemente der alten okkulten Traditionen mit eigenen Spekulationen und den damals neuen Erkenntnissen und Thesen der Wissenschaft, wie archäologische Funde, darwinistische Ideen, Mythenforschung, indische und tibetanische Schriften, parapsychologische und esoterische Lehren gemischt hat. Hinzu kamen Themen wie Atlantis und Lemurien, die zyklischen Zeitalter, höherdimensionale Welten und Kontakte mit "unsichtbaren" Meistern aus der geistigen Welt. Zu den theosophischen 'New-Age'-Ideen gehört auch die Hoffnung auf das Erscheinen eines neuen Messias oder Weltenlehrers, des neuen "Christus" oder des "Maitreya", wie er im Buddhismus erwartet wird.

Mögliche Lebenseinstellung (1):
„Ich bin alleinig verantwortlich für das, was mir passiert. Egal was mir widerfährt, ich (meine Seele) wollte es so.“

Auszug aus dem Epos Mahahbharata

Das Srimad-Bhagavatam 10.4.18-23 beschreibt wie vor 5000 Jahren die Menschen unter despotischen Königen zu leiden hatten.

„Um der Prophezeiung vom 8. Kind seiner Schwester, das der Avatara des Krishna sein soll, getötet zu werden, zu entgehen, bringt König Kamsa alle ihre Kinder um und rechtfertigt sich wie folgt: [...] Beklagt nicht das Schicksal Eurer Kinder, denn was immer sie erlitten haben, war das Ergebnis ihrer eigenen früheren Taten. Allen Lebewesen ist es bestimmt, daß sie aufgrund der Vorsehung nicht immer beisammen bleiben können. Sowie alle Dinge, die aus Erde hergestellt werden [wie Töpfe, Figuren, usw.], erscheinen und wieder vergehen, kommen und gehen auch unsere Körper. Aber wie das Element Erde [als Material / Energie] selbst immer bestehen bleibt, bleibt auch die Seele immer bestehen. Wer nicht erleuchtet ist und nicht weiß, daß der Körper und die Seele verschieden sind, wird sich mit seinem eigenen Körper identifizieren, was zur Illusion von Beziehung und Trennung führt. Dies wiederum bewirkt, daß man im Kreislauf des Samsara gefangen bleibt. Deshalb, liebe Schwester, trauere nicht um Deine Kinder, obwohl sie alle unglücklicherweise von mir getötet worden sind, denn jeder Mensch bekommt aufgrund der Vorsehung (Resonanz) nur das, was er selbst geschaffen hat. Solange ein Mensch eine falsche Vorstellung von sich selbst hat und sich als getrennt von der Einheit sieht, wird er denken: „Ich werde getötet." oder „Ich habe jemanden getötet." Wer derart unwissend ist, wird sich selbst für ein eigenständiges Wesen halten, das getötet wird oder tötet, was aber nur eine falsche Vorstellung (Illusion) ist, die bewirkt, daß man weiterhin in der Dualität von Verpflichtung und Verantwortung existiert. Verzeiht also bitte meine grausamen Taten, denn ihr wisst ja um diese göttlichen Zusammenhänge und seid deshalb nicht nachtragend."

Mögliche Lebenseinstellung (2):
„Wenn ich meine Schwingung hochhalte, höre ich auf schlechte Dinge anzuziehen. Ich brauche nur mein Ego und die Vergangenheit loslassen und alles ist gut. Zweifel, Ängste, Schmerzen und Wut stammen aus dem Ego."

Bei den unterschiedlichen Weltsichten handelt es sich eigentlich um Bewusstseins-Entwicklungsstufen. Die eine baute auf der anderen auf, hat sich daraus entwickelt oder bildete bei deren Entstehung zum Ausgleich einen Gegenpol. Sobald diese jedoch nicht weiter hinterfragt werden und als absolut gelten, werden sie dogmatisch und im Extrem einseitig. Eine Weiterentwicklung des Bewusstseins auf dieser Ebene ist dann nicht mehr oder nur noch schwer möglich.

Ganzheitlicher Theismus

Der ganzheitliche Theismus stellt ein integratives Weltbild dar, das die Wahrheiten der anderen bisher mehr oder weniger einseitigen Weltsichten miteinander verbindet. Hier gibt es den "freien Willen" als selbst bestimmenden Aspekt und die kosmischen Gesetze wirken wie die vorbestimmte Komponente.

Der souveräne Mensch

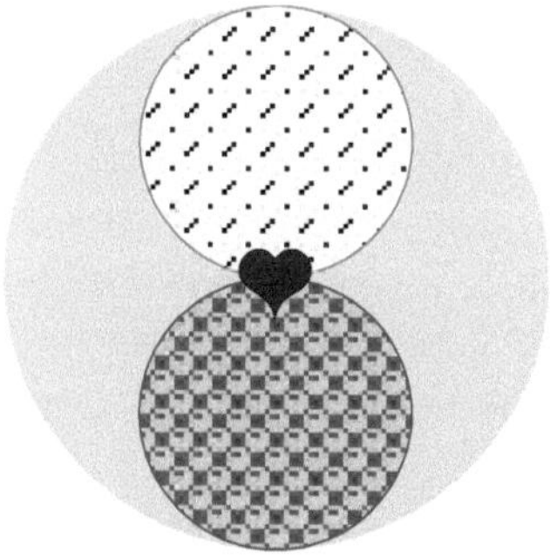

Abb. 18: Ganzheitlicher Theismus

Der souveräne Mensch ist körperliches und seelisch-geistiges Individuum mit "freiem Willen", eingebunden in die kosmischen Gesetze und gleichzeitig Teil des göttlichen Ganzen / Universum / Schöpfung.

Das Herz bildet die Brücke zwischen dem physischen und seelisch-geistigen Anteil und verbindet so das Irdisch-Materielle mit dem Geistig-Spirituellen.

Die Schöpfung selbst ist Energie, die gemäß den kosmischen Gesetzmäßigkeiten wirkt und Bewusstsein mit eigenem "freien Willen" ist.[h]

Der Wille / die Willenskraft steht über der Vorherbestimmung, die nichts anderes ist als die Konsequenz von Ursache und Wirkung[i]. Wir können in jedem Moment entscheiden, wie wir auf eine Situation reagieren, in göttlicher Anbindung aus dem Herzen heraus oder von unserer ursprünglichen Natur entfernt, aus Unbewusstheit und Spaltung. Je weniger Filter wir haben, je weniger fragmentiert wir sind, um so freier wird unser Wille, denn wir sind nicht mehr an die vorgegebenen Programmierungen und Systeme gebunden.

Die Herleitung und Erklärungen zu den Weltsichten werden vermutlich nach der Lektüre des gesamten Buches verständlicher. Vielleicht möchtest Du später nochmals darauf zurück kommen.

---

h Siehe hierzu später *Das Gesetz der Entsprechung* (S.98)

i Mehr dazu im Kapitel *Das Gesetz von Ursache und Wirkung* (S.118)

7
Die Macht des Wissens

Wissenserwerb

Das Trivium[a]

„Wie gehe ich mit Informationen um? Wie kann ich ein größeres Bild über etwas bekommen? Woher weiß ich, ob eine Information der Wahrheit entspricht?“ Der folgende Prozess des Trivium kann hier als Anleitung im Umgang mit Informationen dienen.

1. Aufnahme von **Wissen** – Puzzle-Stücke sammeln
   „Ich mache mir möglichst vor Ort ein vollständiges Bild von der Situation.“ – Hier beginnt in den meisten Fällen bereits die erste Herausforderung, denn oft sind wir weder direkt vor Ort, noch Spezialist in der betreffenden Thematik und müssen uns somit auf externe Quellen verlassen. Es ist deshalb um so wichtiger auch Hintergrunddaten wie finanzielle Verknüpfungen, Biographien, Netzwerke, Abhängigkeiten, etc. über die Informationsquellen, seien es Medien[14] ('mainstream' und alternative) oder Experten, zu sammeln und abzugleichen. Auch Eingebungen und Informationen aus der geistigen Welt, dem kollektiven Gedächtnis und dem Quantenfeld sind zunächst erst einmal als Puzzle-Stücke zu betrachten, die den folgenden Prozess durchlaufen sollten, da auch diese nur durch unsere Filter und Prägungen empfangen werden können.
2. Verarbeitung hin zum **Verständnis** – Puzzlen
   „Ich analysiere die gesammelten Informationen die Situation betreffend und entwickle ein umfassendes Verständnis.“ –

---

a Das Wort Trivium wurde dem mittelalterlichen Universitätswesen entlehnt, in dem es die Gesamtheit der drei Fächer Grammatik, Rhetorik und Dialektik bedeutet, ein Ansatz um fließend verständlich kommunizieren zu können.

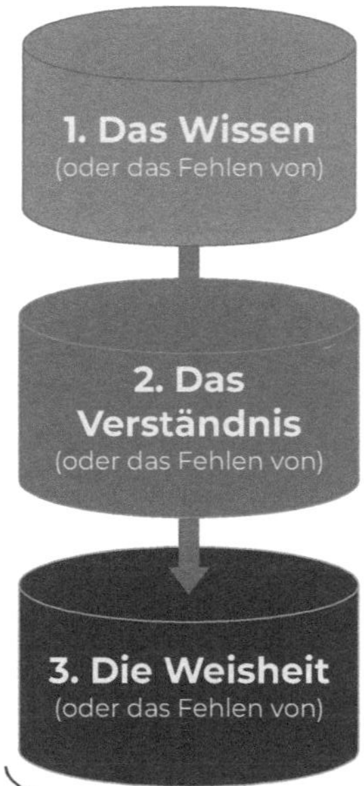
1. Das Wissen
(oder das Fehlen von)
2. Das Verständnis
(oder das Fehlen von)
3. Die Weisheit
(oder das Fehlen von)

Informationen, die zur Verfügung stehen
Es handelt sich um potenzielles Wissen, das von Menschen gesammelt, verarbeitet, erfasst und genutzt werden kann.

Prozess der Entscheidungsbildung
Dieser Prozess des Verstehens und die Fähigkeit, Entscheidungen zu treffen, findet im Gehirn statt und wird von jedem Individuum auf der Grundlage der verfügbaren Informationen (1.) ausgeführt.

Verhalten des Menschen
Das Verhalten eines jeden basiert auf der Qualität seiner Ent-/Unterscheidungsfähigkeit, die wiederum auf der Qualität der verfügbaren Informationen beruht.

Das Ergebnis: die manifestierte Realität

Abb. 19: Trivium

Dazu gehört es die Puzzle-Stücke zu sortieren, das ein oder andere beiseite zu legen, oder gänzlich auszusortieren, und dann so weit wie möglich die übrig gebliebenen zusammen-zusetzen. Diese Stufe hängt nicht nur von der persönlichen Fähigkeit des analytischen Denkens und sich einen Überblick verschaffen zu können ab, sondern ganz essentiell von dem, was an Wissen und Informationen zur Verfügung steht und welche Qualität und welchen Wahrheitsgehalt diese haben. Wenn die eingehenden Informationen (Stufe 1) falsch, halb- oder unwahr sind, dann kann der weitere Prozess nicht zu einem qualitativ hochwertigen Resultat und somit zu keiner souveränen Entscheidung und Handeln führen.

3. **Weisheit** – Verstandenes Wissen in Anwendung
   „Basierend auf meinen Analysen zur Situation ergreife ich geeignete Maßnahmen und verändere mein Verhalten entsprechend dem neuen Wissensstand." – Weisheit ist verstandenes integriertes Wissen in der Anwendung. Sie beruht auf der Einsicht in die größeren Zusammenhänge. Das Gesamt-Bild des Puzzles ist erfasst, selbst wenn noch einzelne Teile fehlen.

Viele Menschen wollen jedoch lieber glauben als wissen, denn das ist einfacher und bedarf keiner Recherche. Sie scheuen die intensive Beschäftigung mit Informationen und das Untersuchen von Zahlen, Daten und deren größeren Zusammenhänge, bzw. haben das nie gelernt.

Unkenntnis, Unwissenheit und Ignoranz

Drei Formen des Nicht-Wissens

Unkenntnis – ('*nescience*' im Englischen von lat. 'nesciere') als 'nicht wissen', wenn das Wissen über etwas nicht vorhanden oder unzugänglich, also versteckt ist. – „Ich habe keine Kenntnis darüber, daß das Wissen existiert."

Unwissenheit – 'nicht informiert' sein oder 'nichts wissen' über Informationen, die zwar zur Verfügung stehen, aber von keiner Relevanz im Hier und Jetzt sind. – „Ich weiß über etwas nicht Bescheid, weil es für mein Leben hier keine Bedeutung hat (z.Bsp. wann eine bestimmte lokale Frucht in Indonesien geerntet wird)."

Ignoranz – (lat. 'ignorare') als 'nicht wissen wollen'. Informationen werden trotz ihres Vorhandenseins, ihrer Zugänglichkeit und ihrer Relevanz vorsätzlich verweigert, ignoriert und sogar im Voraus bewusst abgelehnt. – „Ich weiß, oder spüre, daß es wichtig ist / sein könnte, mich und mein Leben betrifft, will mich damit aber nicht beschäftigen."

Beispiele

(1) Spezialisten, Experten: „Ich glaube den Wissenschaftlern, Medizinern, Virologen, Meteorologen. Sie werden schon wissen, was sie sagen, denn es ist ihr Fachgebiet." – Ignoranz aus blindem Vertrauen.

(2) Medien: „Das, was das öffentliche Fernsehen mitteilt, muss richtig sein, denn sie sind ja die Öffentlich-Rechtlichen, die bestimmt ordentlich und objektiv alle Fakten recherchieren." – Ignoranz aus Vorweg-Annahme.

(3) Beipackzettel: Jedes Medikament hat einen Beipackzettel, der mögliche Nebenwirkungen beschreibt, die zuvor in Studien aufgetaucht sind. Mit diesem Wissen wäre es ignorant vor der Einnahme eines neuen Medikamentes oder einer neuartigen Impfung allein den Empfehlungen des Hausarztes oder der Politiker zu folgen, ohne sich vorab über den Beipackzettel und die Studien informiert zu haben. – Ignoranz aus falschem Vertrauen, Faulheit, ...

(4) Gesichts-Masken: „Ich bin ignorant, wenn ich trotz meiner Atembeschwerden oder Asthma, mich nicht allumfassend, d.h. aus verschiedensten Quellen, darüber informiere welche Auswirkungen das Tragen von Masken auf meine Gesundheit haben könnte." – Ignoranz aus fehlender Selbstverantwortung.

Unterschiede zwischen Kindern und Erwachsenen

Kind (0-7 Jahre)

Ein Kleinkind befindet sich normalerweise im Zustand der Unkenntnis, da es von seinen Eltern abhängig ist und weder die Fähigkeit, noch die Möglichkeit hat, auf alle verfügbaren Informationen zuzugreifen. Es ist gewissermaßen naiv und unbefangen. Sein Gehirn ist noch am sich Entwickeln und arbeitet zunächst in einem Modus, der alles ungefiltert aufnimmt, um später in dem gegebenen Lebensumfeld bestmöglich zurecht zu kommen.

Gleichzeitig ist das Kind noch gut mit der Höheren Intelligenz / der Inneren Weisheit / dem Göttlichen / .. verbunden und hat von Natur aus eine unverfälschte Intuition. Durch die Formatierungen, die es durch seine Umgebung erhält, wird diese jedoch mit der Zeit verzerrt oder sogar unterbunden. Ein Kind kopiert alles, ohne zu hinterfragen (Verhaltensweisen, Ideologien, Weltanschauung der Eltern / Erzieher / Lehrer, ...).

Hier sehen wir bereits, wie wichtig der bewusste Umgang mit Kindern ist. Damit sich die Welt verändern und wir uns als Gesellschaft weiterentwickeln können, brauchen wir bewusste Eltern, die genau darauf achten, in welcher Umgebung ein Kind aufwächst, mit welchen Menschen es zusammen ist, und welche Informationen ihm zur Verfügung gestellt werden.

Beispiel (Ergänzung)

Ein Kind weiß nicht, daß es einen Beipackzettel gibt, noch kann es diesen inhaltlich erfassen. Es ist abhängig von dem Verantwortungsbewusstsein der Eltern und des Arztes. Es ist selbst nicht entscheidungsfähig.

Bis 14 Jahre

hat das Kind eine Sonderstellung. Es soll seinem Alter entsprechende Informationen und vorselektierte Entscheidungsmöglichkeiten erhalten; um schrittweise in seine Selbstverantwortung geführt zu werden. Erst ab 14 Jahre wird sein Gehirn allmählich fähig, allumfassend zu erfassen, zu konkretisieren und Entscheidungen zu treffen.

Volljährig

Als volljährig und damit reif, für sich selbst vollständige Verantwortung übernehmen zu können, galt der junge Mensch früher erst mit 21 Jahren. Energetisch betrachtet ist das sinnvoll, denn dann ist der dreifache 7er-Zyklus der Entwicklung der Chakren und der 3 Basiskörper (physisch, emotional, mental) abgeschlossen. Der junge Mensch kann jetzt selbständig und autonom aus dem Energiefeld der Eltern austreten.

Erwachsen

Ein reifer Erwachsener kann im Gegensatz dazu

- sich Zugang zu unterschiedlichen Quellen und Informationen verschaffen.
- mit offenem und neugierigem Geist, ohne Vorurteile oder Zurückhaltung, sich unbekannten Informationen nähern.
- sich neues Wissen erschließen.
- unablässig seine Weltsicht hinterfragen und erweitern.

Er besitzt die Fähigkeit, z.Bsp. anhand des Trivium, diese mit neuen, als wahr erachteten Informationen zu revidieren, anzupassen oder zu korrigieren. Er ist sich seiner Verantwortung als denkender Mensch bewusst.

Andere Methoden des Wissenserwerb

Wir empfehlen die ersten elf Minuten des Vortrages von Dr. Judy Wood an der Konferenz: Breakthrough Energy Movement conference Holland 2012[15]. Sie schlägt eine bestechende Vorgehensweise der Analyse und Wahrheitsfindung (Annäherung an das, was wirklich geschah) für ein Ereignis vor, daß seit Jahrzehnten kontrovers diskutiert wird. Es geht uns hier nicht um die inhaltliche Analyse, die sie durchführt, sondern mit welcher Methode, sie an das Thema herangeht.

Je nachdem, ob Du Dich schon mit dem Ereignis des 9/11 befasst hast, könnte dies auch inhaltlich interessant sein. Es ist ein aufschlussreicher Vortrag, der mit Humor präsentiert wird.

Blockaden bei der Informationsaufnahme

Warum könnte jemand nicht in der Lage sein, sich neuen Erkenntnissen zu öffnen oder seine Weltanschauung weiterzuentwickeln? Die Ursache hierfür kann sein:

- ein einfaches Nicht-Wahrhaben-Wollen (kurzzeitige, temporäre Blockade),
- eine Fehlkommunikation im Gehirn, bzw. fehlende Möglichkeiten des Abgleichs mit der Intuition,
- im Extremfall die "Spaltung" der beiden Hemisphären aufgrund von schweren Traumata oder Manipulationen (permanent präsente Weiterentwicklungs-Blockade).

Kognitive Dissonanz

Als kognitive Dissonanz bezeichnet die Psychologie einen Zustand, der durch zwei oder mehrere sich widersprechende oder konkurrierende Denkinhalte gekennzeichnet ist. Etwas, das wir wahrnehmen, denken oder erkennen (Denkinhalt 1) widerspricht unseren Überzeugungen, Erfahrungen oder unserem Weltbild (Denkinhalt 2). Wenn eine Inkohärenz bzw. kognitive[b] Dissonanz auftritt, fühlen wir uns verunsichert, ängstlich oder gestresst. Dieser innere Konflikt wird über unseren Körper in Form von Gefühlen oder Verspannungen spürbar. Möglicherweise wider-

---

b Der Begriff kognitiv stammt aus der Psychologie und bezeichnet jene Funktionen des Menschen, die mit Wahrnehmung, Lernen, Erinnern und Denken, also der menschlichen Erkenntnis- und Informationsverarbeitung in Zusammenhang stehen.

spricht sogar unser Handeln dem, was wir wissen oder von dem wir überzeugt sind.

Beispiel

„Ich will abnehmen. Trotzdem esse ich jeden Tag eine Tafel Schokolade. Wenn ich zur Schokolade greife, meldet sich ein ungutes Gefühl, denn ich weiß um die Kalorien in Süßigkeiten. Ich kann die Dissonanz temporär beseitigen, in dem ich mir sage, daß heute das letzte Mal sei und ich ab morgen den Griff zur Schokolade mit etwas anderem ersetze, wenn mich der Heißhunger befällt."

Nicht nur psychologisch betrachtet streben wir nach innerer Kohärenz, sondern auch neurologisch ist dies der bevorzugte Zustand unseres Gehirns (die Übereinstimmung der Gedankeninhalten), denn in diesem verbraucht unser Gehirn am wenigsten Energie. Bei kognitiver Dissonanz wirken die neurobiologischen Prozesse, wie in Kapitel auf S.32 beschrieben. Damit der Körper effizient haushalten kann, aber auch, um das unangenehme Gefühl der Zerrissenheit los zu werden, sind wir bemüht die Dissonanz aufzulösen (Dissonanzreduktion). Dazu gibt es verschiedene Möglichkeiten.

(A) Kompensationsverhalten: Temporäre Erleichterung durch Verlagerung des eigentlichen Problems auf einen späteren Zeitpunkt

- schön reden (sich eine Rechtfertigung zurechtlegen und eine sich wohlig anfühlende Begründung finden)
- flüchten (unter den Teppich kehren, wegschauen, aussitzen, „wird sich schon von alleine regeln")
- betäuben (sich ablenken, rauchen, trinken, Computerspiele, Drogen, sexuelle Triebe ausleben, ...)

(B) Auflösen: den Stier bei den Hörnern packen

Zunächst das Körpersignal wahrnehmen und anerkennen, und anschließend das Trivium anwenden, um dadurch in eine neue Kohärenz zu gelangen.

Hypnose

geht auf 'hypno' Schlaf und '-osis' Zustand zurück, also ein Zustand des Schlafs. Hypnose[c] kann als eine Form der Gedanken-Kontrolle gesehen werden.

Eine Hypnose kann sowohl beim Einzelnen als auch in einer Gruppe oder ganzen Gesellschaft auftreten. Es ist ein Nicht-wissen-wollen und Nicht-hinterfragen-können, da man sich in einem "gelähmten" Zustand befindet.

Wie so eine kollektive Hypnose entsteht, wird deutlich, wenn wir aufmerksam die Nachrichtensendungen der Mainstream-Medien betrachten oder im Radio hören. Die Aufmachung und Art der Informationsvermittlung (Intonation, Sprache, Ton, Bild) sind immer gleich. Die Nachrichten[d] werden gebetsmühlenartig allstündlich wiederholt und bauen meist auf Angst und Drama auf. Dadurch wirken sie hypnotisierend und lähmend. Auch in den sogenannten alternativen Medien tritt dieses Phänomen auf.

Beispiel

„Ich habe über die Medien und die Aussagen der Politiker gehört, daß beim Terroranschlag 9/11 islamistische Terroristen aus Afghanistan zwei Passagierflugzeuge entführt und in die beiden Türme des *World-Trade Centers* in New York geflogen haben. Dadurch sind die Türme in sich zusammengestürzt und die darin befindlichen Menschen umgekommen. Als Folge davon wurde ein Krieg entfacht und es kam zu einem geopolitischen Erdbeben. Ein schreckliches Ereignis mit verheerenden Folgen." – Diese Version der Geschehnisse wurde immer und immer wieder durch Fernsehen, Radio und im Internet wiederholt und dadurch verfestigt. Zeugen, die etwas anderes beobachtet hatten, und Analysen von Wissenschaftlern und Ingenieuren, die die Erklärungen in Frage

---

c Nicht zu verwechseln mit Hypnose als Therapie, zu der ein Mensch bewusst einwilligt.

d Nachrichten – nach wem oder was sollen wir uns denn richten?

stellten, sind der breiten Öffentlichkeit nicht zugänglich gemacht und weiterverfolgt worden.

Zusätzlich ist eine Recherche über die Funktion eines Fernsehgerätes und den Aufbau von Bildern sehr interessant. In welcher Frequenz werden die Bilder zusammengesetzt, damit sie einen Film ergeben? Wie viele der gezeigten Bildersequenzen nehmen wir wirklich wahr? Ist es möglich uns sublime Nachrichten unterzumogeln, die wir zwar nicht mit unseren Augen sehen, aber unser Unterbewusstsein dennoch wahrnimmt?[16]

Psychose

Entlehnt aus dem Griechischen ψυχή (psychē), ursprünglich 'Atem, Hauch', dann von den griechischen Philosophen der Antike als Emblem für die Belebung im Sinne von "Leben, Lebenskraft, Seele, Geist, Gemüt" verwendet. Das Suffix '-ose' beschreibt einen Seinszustand oder eine Bedingung. – Eine Psychose bezeichnet eine Störung oder einen abnormalen Zustand der Wahrnehmung und erinnert meist an eine oder mehrere energetische Besetzungen, mit dem Ergebnis eines Verlusts des Kontakts mit der Realität.

Beispiel

Als Folge von Corona, gibt es heute immer noch Menschen, die trotz Aufhebung der Maskenpflicht und Entwarnung eine Gesichtsmaske aus Angst dauerhaft tragen und andere, die sich weiter die Hände mehrmals täglich schrubben. Durch die sich immer wieder wiederholende Gefahrenmeldung ist aus der Hypnose eine Psychose entstanden. – „Obwohl ich gehört habe und vielleicht sogar weiß, daß zu viel Händewaschen meiner Haut schadet, mache ich es aus Angst automatisch trotzdem." – Die erlernten Verhaltensweisen sind zu separaten und eigenständigen Mechanismen (Gewohnheiten) geworden, die den Menschen gegen jede Logik und Vernunft steuern.

Implantate

Aus metaphysischer / energetischer Sicht kann die Ursache von Ignoranz und das, was Menschen daran hindert, neu- oder andersartige Informationen aufnehmen zu können, durch Implantate erklärt werden.

Energetische Implantate sind eine Form von externer Programmierung, die den Zugriff auf und die Beschäftigung mit gewissen Themen unterbindet. Sie sind meist im Kausal- und Spiritualkörper angesiedelt, wirken sich aber auf alle Ebenen bis in den physischen Körper und unser Verhalten hinein aus. In der Regel haben wir selbst keine Ahnung von deren Existenz, bzw. haben diese komplett ausgeblendet. Implantate werden auf Seelenebene meist zwischen den einzelnen Inkarnationen von außen[e] unter Androhung von hohen Strafen, Leid und Pech im Leben gesetzt, sollten diese aufgedeckt werden. Ähnlich wie bei einem Missbrauch, bei dem einem Kind eingeredet wird, daß das nun ein Geheimnis sei und wenn es darüber rede, die Mama ganz traurig würde, es nicht mehr lieb hätte und womöglich sogar bestrafe.

Woran können wir erkennen, daß wir möglicherweise Implantate in unserem Feld haben?

Wir lehnen die Beschäftigung mit gewissen Themen, wie z.Bsp. die Möglichkeit der Existenz von Reinkarnation und Karma, von Wettermanipulation, vom Bösen, von echten Verschwörungen oder "Außerirdischen" komplett ab. Wir reagieren auf "verbotene" Themen "allergisch" oder sogar mit körperlichen Symptomen wie z.Bsp. stinkender Schweiß. Auch können wir in einen aggressiven Verteidigungsmodus verfallen und jemanden verbal angreifen und niedermachen, sobald das allgemein gültige Narrativ hinterfragt und Fakten, mögen sie noch so logisch nachvollziehbar sein, auf den Tisch gelegt werden. Wir verhalten uns dann wie besessen.

Gewisse Stereotypen im Verhalten von Männern und Frauen sind ebenfalls auf Implantate zurückzuführen. Implantate entspre-

---

e über Astral- / Dunkelwesen, Wesen anderer Dimensionen geringerer Dichte

chen auf seelischer Ebene dem, was unbewusste Überzeugungen (z.Bsp. jene, die wir von unseren Ahnen stillschweigend übernommen oder über das kollektive Feld eingegeben bekommen haben) im Mentalfeld darstellen. Es handelt sich um eine Form der Bewusstseinskontrolle, eine erweiterte 'mindcontrol'.

Wie können wir uns davon befreien?

Selbst kommen wir nur schwerlich aus solchen Fängen heraus; ähnlich wie bei einer Psychose, bei der es äußerer Impulse bedarf. Eine ständige Verbindung mit unserem göttlichen Kern in uns, sowie die Bereitschaft sich von solchen Übergriffen lösen zu wollen, können schon etwas in Bewegung bringen.

Okkultes Wissen & Wissen heute

Okkultes Wissen

Mit okkultem Wissen ist nicht unbedingt Mysterienwissen oder Übersinnliches und Geheimnisvolles gemeint, sondern sämtliches Wissen, das der Allgemeinheit vorenthalten wurde und wird. Okkult stammt von lat. 'occultus', 'occulere' und heißt nichts anders als "verdecken, verbergen". Es geht also generell um Wissen und Informationen, die aus welchen Gründen auch immer unter Verschluss gehalten oder nur an einzelne Wenige weitergegeben wurden oder zugänglich sind.

In der Vergangenheit haben die Herrschenden durch Verteufelung oder Vernichtung von Popularwissen wie etwa alte Kräuterkunde, Rituale, Geomantie, Sternenkunde, u.a. die Menschen von ihrer natürlichen Weisheit abgeschnitten. So könnte beispielsweise die Degradierung von Erzählungen und Geschichten[f] zu Sagen darauf zurückzuführen sein, daß sie womöglich doch der Wahrheit entsprachen, bzw. mehr wahre Elemente enthalten als wir uns vorstellen. Verfolgung von Wissensträgern, Zurückhalten von Dokumenten und Schriften sowie spätere Bücherverbrennungen

f Geschichte = Erzählung, oder Geschichte = Vergangenheit

haben das weitere zu diesem Verlust an wahrem Wissen beigetragen.

Wichtige Informationen sind vor der Menschheit verborgen worden. Falsches und Halbwahrheiten wurden zu Gunsten der Herrschenden verbreitet. So mitunter in der Archäologie, von der mittlerweile bekannt ist, daß so manches Artefakt, nur weil es nicht in die bisherige Geschichtskonstruktion passt, einfach weggeschlossen wurde und nicht mit einbezogen wird, anstatt die zeitlichen Geschehnisse der Geschichte zu hinterfragen[g]. Fast alle Bereiche des Lebens sind davon betroffen: Politik, Medizin, Spiritualität, Astrologie, Physik und Energie, Biologie, Entstehung der Erde und auch das Thema der sogenannten Außerirdischen oder anderer intelligenter Lebensformen. Viele Schriftstücke und Artefakte sind in alten, nicht öffentlich zugänglichen Archiven gelagert, wie z.Bsp. in der Bibliothek des Sakya Kloster in Tibet[17], unter der Vatikanstadt und den großen Museen.

Mit dem Streben der Menschheit nach mehr Bewusstheit, initiiert durch die neue Zeitqualität, und dem Bedürfnis sich weiterzuentwickeln, tauchten und tauchen viele dieser Informationen wieder auf. Immer mehr wird de-okkultiert. Altes Wissen kommt dank 'Whistleblowern', aufrichtigen Suchern, Forschern und Wissenschaftlern aus dem Geheimen nach und nach wieder ans Licht der Öffentlichkeit. Alte Schriften wie die indischen Veden, das Feng-Shui, die Russveden / slawischen Veden, zusätzliche Bibelschriften oder auch die Lehren über die kosmischen Gesetze tauchen wieder auf. Prophezeiungen der alten Stämme und die Weissagungen der Weisen der Anden sind öffentlich hörbar. Jüngere Entdeckungen wie z.Bsp. die Pyramiden in Bosnien und die Bucegi Berge in Rumänien führen zu neuen Deutungen der Existenz von Pyramiden und deren Funktion. Alles ist im Wandel begriffen.

---

g Zum Beispiel: Göbekli-Tepe in der Südosttürkei, älteste Tempelanlage der Welt, die blonde Mumie aus China, Riesenmenschen, Sternenstädte, Langschädel,...

!! Doch Achtung, auch hier müssen wir mit Verfälschungen durch Übersetzung oder absichtlicher Irreführung rechnen. Das Internet hat geholfen viele dieser Informationen einer breiten Masse zugänglich zu machen. Wer suchet der findet.

Wissen heute

Auf dem Weg des Wachsens und Erwachens, auf der Suche nach unserer wahren Geschichte und der Wahrheit, können wir auf sogenannte 'Gatekeeper' treffen. Diese "Torwächter der Bewusstseinsentwicklung" halten entweder unbewusst ihre Anhänger in der eigenen begrenzten Weltanschauung, weil sie sich nicht über ihr eigenes Weltbild hinaus entwickeln, oder verbreiten sogar mit Absicht Halbwahrheiten und lenken die Menschen in eine falsche Richtung. Dies geschieht um sie an sich oder ihre Methode zu binden, besonderes Ansehen zu genießen, Geld zu verdienen oder um einer bestimmten Agenda zu dienen. Deswegen ist es unabdinglich, seine Unterscheidungsfähigkeit zu trainieren, Urteilsvermögen zu entwickeln und sich des gesunden Menschenverstandes in Verbindung mit dem Wahren Selbst zu bedienen.

Heute befinden wir uns in einem Informationsüberfluss, wenn nicht sogar Krieg. Jeder baut sein Narrativ aus seiner Perspektive, zu seinem Nutzen und gemäß seiner Agenda auf. Wir haben es wieder erneut mit starker Zensur zu tun, sei es über soziale Netzwerke, im Bereich des Buchhandels und den herkömmlichen Medien. Eine Meinung, die das Narrativ der Hauptmedien hinterfragt und von dieser abweicht, ist mehr als unerwünscht und wird unter Umständen massivst unterdrückt, bzw. einfach abgelehnt (Stand 2023). Doch die Wahrheit bricht unaufhaltsam durch.[18]

Die Lüge gewinnt zwar den Sprint,
doch die Wahrheit den Marathon.

Michael Jackson

8

Die Kosmischen Gesetze

Gibt es universelle, kosmische Gesetze, denen alles, was im Leben geschieht, folgt? Woher stammen sie? Welchen Einfluss haben sie auf das, was wir tun und erleben? Wie wirken sie sich auf unser Leben aus?

Das Leben des Unwissenden wird
von den universellen Gesetzmäßigkeiten beherrscht.
Der Weise lässt sich von seiner Kenntnis der universellen
Gesetzmäßigkeiten leiten.

Die Kosmischen Gesetze sind universelle, spirituelle Prinzipien, die sich in vielen Kulturen und Traditionen der Welt in der einen oder anderen Form wiederfinden lassen. Die ältesten Zeugnisse stammen aus dem Ägyptischen und wurden vermutlich von Hermes Trismegistos ca. 2'600 v. Chr.[a] überliefert. Er tritt als der geistige, wenn nicht sogar historische Vater der nach ihm benannte hermetische Mysterientradition in Erscheinung. Unter dem Namen hermetische Gesetze[b] sind sie heute am geläufigsten. Wir verzichten jedoch auf diese Bezeichnung, da etymologisch das Adjektiv hermetisch undurchdringlich, dicht verschlossen, luft- und wasserdicht bedeutet. Dies ist wohl darauf zurückzuführen, daß es sich ursprünglich um eine Geheimlehre handelte, obwohl diese Gesetze eher zum Allgemeinwissen gehören sollten.

Naturgesetze, Göttliche Gesetze, Universalgesetze, … Unter verschiedenen Namen sind sie bekannt. Wir nennen sie die Kosmischen Gesetze, derer es nach Hermes sieben gibt. Eine bisher nicht beachtete und wenig bekannte Gesetzmäßigkeit wird zusätzlich vorgestellt, ohne die wir Menschen nicht bewusst manifestieren könnten.

---

a Der aktuell als Norm angenommenen Zeitrechnung.

b Kybalion: die 7 hermetischen Gesetze

Das Wort Kosmos von griech. 'kósmos' (κόσμος) Ordnung, Anstand, Schmuck, Weltordnung deutet darauf hin, daß alles einer Ordnung unterliegt. Die Kosmischen Gesetze beschreiben wie sich diese Ordnung entfaltet. Wenn wir uns nicht in Harmonie mit den Gesetzen verhalten, dann scheinen wir im vermeintlichen Chaos zu leben, doch auch dieses folgt den Gesetzmäßigkeiten der Ordnung.

Die Gesetze beschreiben letztendlich, wie der Kosmos funktioniert. Sie wirken immer, ob wir uns dessen bewusst sind oder nicht. Wir können uns also entscheiden im Einklang mit oder in Ignoranz zu diesen zu leben. Begreifen wir die Kosmischen Gesetze nicht nur mit dem Verstand, sondern beziehen die Wirkungsweisen in unser Leben mit ein, so richten wir uns neu aus und unser Leben ordnet sich. Wir kommen in Harmonie.

Die einzelnen Gesetze sind nicht isoliert zu betrachten, sondern immer im Zusammenhang zueinander.

Oftmals werden in Texten und Beschreibungen verkürzte Versionen der Gesetze dargestellt, was zu oberflächlichen Interpretationen und Halbwahrheiten führen kann. Die Auslegung der Gesetze hängt immer vom Bewusstheitsgrad des Lesers ab. Zusätzlich ist zu bedenken, daß auch diese Schriften und Formulierungen sich über die Jahrzehnte der Weitergabe möglicherweise verzerrt haben oder umgeschrieben worden sind.

Das Gesetz der Geistigkeit

Dieses Gesetz besagt, daß alles, was geschieht, was wir sehen und erleben, jede Materialisation und jede Manifestation im Leben, dem Geistigen entspringt, also zuerst in den subtilen und gedanklichen Welten existierte. Alles ist eine Manifestation dessen, was auf der Ebene des Geistigen voran gegangen ist.

Alles ist Geist / geistig. Alles resultiert aus dem Geistigen.
Gedanken schaffen Formen und Zustände.

Beispiele

(1) Bevor ein Produkt erstellt, ein Kunstwerk geschaffen, ein Haus gebaut oder ein Essen gekocht werden kann, braucht es eine Idee, eine Inspiration, eine Vision und einen Plan zur Umsetzung.

(2) Eine Handlung (ohne die Erschaffung eines physischen Produktes) braucht einen geistigen Impuls. – Du siehst wie einem Kind der Ball auf die Fahrbahn rollt und wie ein Auto zügig angefahren kommt. Einem Impuls oder einer Eingebung folgend signalisierst Du dem Fahrer zu bremsen und aufmerksam zu sein.

(3) Was wir über unseren Partner oder andere Menschen denken, beeinflusst die Qualität unserer Beziehung. Unsere Gedanken bestimmen unser Verhalten und das, was wir projizieren oder unbewusst ausstrahlen. – In einem Versuch werden am Anfang des Schuljahres zwei Lehrern, unwissend von einander, zu einem neuen Schüler genau das Gegenteilige erzählt. Der eine hört, der Schüler sei hochbegabt und dem anderen wird mitgeteilt, es sei der größte Störenfried und Dummkopf den es gibt. Beide Lehrer begegnen dem Schüler mit einer Voreingenommenheit, also einem bestimmten geistigen Zustand. Interessanterweise entwickelt sich der Schüler im Laufe der Zeit genau so, wie der jeweilige Lehrer es dachte.

→ Speziell Kindern sollten wir in der geistigen Haltung der Ganzheit begegnen und die in ihnen schlummernden Gaben sehen, anstatt auf das zu hören, was andere über ihre mit dem Kind gemachten Erfahrungen berichten. So sollten auch Therapeut und Arzt auf geistiger Ebene ihren Fokus auf das Potenzial des Ganz- und Heilseins ihrer Patienten richten, anstatt auf die "Krankheit".

(4) Ähnlich verhält es sich mit Gedanken zu uns selbst. Was wir über uns selbst denken, bestimmt unser Selbstwertempfinden und somit wie wir mit uns und anderen umgehen. – „Ich bin hässlich. Ich bin nichts wert. Ich kann nichts. Ich bin nutzlos.“ ... oder im konstruktiven Sinne: „Ich bin immer wieder überrascht, welches Potential ich in mir trage.“

(5) Im Bereich Gesundheit kann das Wissen über dieses Gesetz von entscheidender Bedeutung sein. Hierzu ein Beispiel wie Gedanken einen körperlichen Zustand hervorrufen können: Ein Teilnehmer einer klinischen Studie für Antidepressiva nimmt nach einem Streit mit seiner Freundin alle Tabletten der Studienreihe. Er schafft es noch bis ins Krankenhaus und bricht dort zusammen. Die Ärzte stellen alle schweren Symptome fest, die auf die Überdosis des Medikaments hinweisen. Was die Testperson und auch die Ärzte nicht wissen, ist, daß der Patient zur Placebogruppe der Studie gehört. Nachdem der zuständige Arzt der Studie den Teilnehmer darüber aufklärt, verschwinden die Symptome innerhalb von 15 Minuten.[19]

→ Hieraus resultiert die Bedeutsamkeit der bewussten Wahl von Gedanken und Worten, speziell in verantwortungsvollen Positionen und Rollen, wie Arzt, Therapeut, Eltern, Journalist, 'Influencer', etc.. Worte können Angst erzeugen und töten, oder Vertrauen schaffen und heilen.

Alles, was wir in der physischen Welt erleben, hat seinen Ursprung in der Geistigen. Als Konsequenz wird daraus klar, daß wenn wir unsere Realität verändern und bewusst mitgestalten wollen, wir auf der Ebene des Geistes anzusetzen haben. Wir sind angehalten unsere Gedanken und Denkmuster zu hinterfragen, denn diese wirken sich auf unsere Gefühle und Wahrnehmung aus und bestimmen unsere Worte und Taten.

***Es ist wichtig wie und was Du denkst.
Sei Dir aber auch bewusst, daß die Überzeugungen
Deiner Vorfahren in Deinen Gedanken wohnen,
selbst wenn Du es nicht merkst.***

Etwa 95% unserer Aktivitäten werden von unbewussten Gedanken, wie Überzeugungen, Prägungen, Glaubenssätzen, Indoktriniertem, Gewohnheiten und Automatisierungen der Bewegungsabläufe gelenkt. Wir fahren sozusagen größtenteils auf

Autopilot. Lediglich 5% der Gedanken können erfasst und bewusst gesteuert werden.[20]

Deswegen ist es um so wichtiger unsere Gedanken genau zu beobachten und sie in eine konstruktive Richtung zu lenken. Immer wieder innehalten, in die Adlerperspektive gehen und beobachten: „Was denke ich da gerade eigentlich? Ist das mein Gedanke? Woher kommt er und ist er überhaupt dienlich? Ist es das, was ich wirklich denke, oder denkt es durch mich?“

Ein souveräner Mensch wandelt die sein Leben limitierenden Programme aus dem Unterbewussten in konstruktive lebensfördernde um und nutzt seine Gedankenkraft, um immer wieder regelmäßig den unbewussten Anteil zu klären. Dies kommt einer inneren Prozessoptimierung der automatisch ablaufenden Programme gleich. Doch leider haben wir auf diese nicht direkt Zugriff, so wie wir einem Videogerät auch nicht einfach sagen können, es solle den Film auf dem Video ändern. Erst muß die alte Kassette herausgenommen, ein neuer Film gedreht und dann die neue Kassette eingelegt werden. Konkret bedeutet das, daß wir Werkzeuge oder Methoden benötigen, um unsere Programme und Glaubenssätze im Unterbewussten löschen und ändern zu können.[c]

Insgesamt gilt, je bewusster und achtsamer wir werden und uns eine Gedankenhygiene aneignen, bzw. uns innerlich klären, um so präsenter sind wir im Jetzt und bekommen mit, von was oder wem wir gesteuert werden. Wir können sofort nachjustieren und werden somit bewusster Schöpfer unserer eigenen Welt.

Dein schlimmster Feind kann Dir nicht mehr Schaden zufügen als Deine eigenen Gedanken.

Buddha

---

c Hypnose, Neuro-Imagination, Geistheilung, EMDR (Eye Movement Desensitization and Reprocessing) und andere Praktiken, die im Theta-Wellen-Zustand des Gehirns und erweiterten Bewusstseinszuständen wirken

An dieser Stelle möchten wir Dir die Forschungen des Japaners Masaru Emoto nahelegen. Er konnte anhand seiner Methode des Fotografierens von gefrierendem Wasser über die entstandenen Kristalle aufzeigen, welche Auswirkungen Gedanken, Klang und Worte auf Wasser haben. Warum ist das wichtig?

Menschen bestehen aus 70% Wasser, bei der Geburt sogar aus 80%. Was wir denken und sagen, mit welchen Gedanken- und Klang-Welten wir uns umgeben, hat nicht nur einen Einfluss auf unseren eigenen Körper, sondern auf den eines jeden Menschen.

Verwendung der Begriffe Geist und geistig

Zum einen wird das Wort Geist oft im Zusammenhang mit unseren mentalen Kräften verwendet. Es ist also eine Fähigkeit unseres Gehirns: der denkende Geist also geistig = mental. Dies ist eine rein materialistische Betrachtungsweise, die vor allem im 'Mentalcoaching' als Begrifflichkeit verwendet wird.

Aus einer um das Spirituelle erweiterten Perspektive kann Geist im Absoluten auch als das schöpferische Bewusstsein oder "höhere" Intelligenz gesehen werden, die den Kosmos und das Universum mit all seinen Bewohnern erdacht hat. Eine Vorstellung, die wir als Menschen in ihrer wirklichen Dimension nur schwer erfassen können. Einen weiteren Hinweis gibt uns hierzu das Gesetz der Entsprechung.

Auch die nachfolgenden Idee von einer geistigen (weniger dichten, subtilen) Welt geführt zu werden oder der Begriff des Geistwesens sind hier interessant zu betrachten.[21]

Das Gesetz der Entsprechung

Dieses Gesetz erklärt uns, daß auf irdischer Ebene, das, was unendlich klein ist, wie das ist, was unendlich groß ist. Der Mikrokosmos ähnelt dem Makrokosmos und umgekehrt. So finden wir beispielsweise dieselben Formen und Strukturen der heiligen Geometrie im Kleinen, als auch im Großen, auf zellulärer Ebene bis ins Galaktische.

Was oben ist, ist wie das, was unten ist,
was unten ist, ist wie das, was oben ist.
Makrokosmos und Mikrokosmos sind Abbilder des jeweils anderen. Das Universum ist in allen Maßstäben selbstähnlich.

Dem Gesetz der Entsprechung können wir entnehmen, daß im kleinsten Teilchen das Ganze abgebildet ist. Doch ist das Ganze mehr als die Summe der kleinsten Teilchen.

Betrachten wir einen Baum im Vergleich zum Wald, der aus vielen Bäumen besteht. Jeder Baum hat dieselben Charakteristika eines Baumes (Wurzeln, Stamm, Äste, Blätter oder Nadeln), doch bildet die Summe der Bäume ein neues Biotop, eine andere Form von bewusster Intelligenz und Leben.

Angelehnt an die indischen Veden: So wie das Meer flüssig, feucht und salzig ist, ist auch der Wassertropfen aus dem Meer flüssig, feucht und salzig. Das Meer und der Tropfen haben die gleichen Eigenschaften. Das bedeutet, daß sie in qualitativer Hinsicht gleich sind.[d] Quantitativ sind sie jedoch unterschiedlich, da der Tropfen im Vergleich zum Meer unendlich klein ist. Außerdem gibt es im Meer Eigenschaften wie Bewegungsabläufe, Strudel, etc., die es im einzelnen Tropfen nicht gibt. Es ist wie im Beispiel des

d Wortbedeutung: gleich sein = identisch = dasselbe; im Gegensatz dazu: sich gleichen = ähnlich sein

Waldes, eine eigene intelligente Lebensform. Der Wassertropfen lässt zwar Rückschlüsse auf das Meer zu, aber es wäre falsch, das Meer auf die Eigenschaften des Tropfens zu beschränken.

Ebenso können wir aus unseren menschlichen Eigenschaften auf die Eigenschaften des Göttlichen schließen. Wir sind im Göttlichen integrierte Teile[e] des Göttlichen und spiegeln das Ganze wider, aber nicht vollständig, sondern eben nur teilweise (in geringerer Quantität). Wir haben dieselben göttlichen Eigenschaften, wie das Göttliche selbst, doch sind wir quantitativ betrachtet nur ein Teil dessen. Wir können somit nicht das Ganze mit seinen sämtlichen Eigenschaften erfassen, weil es sich auf einer Bewusstseinsebene befindet, die uns in unserer jetzigen Bewusstheit nicht greifbar ist. Wir sind ein holographisches Abbild: nicht dasselbe (qualitativ und quantitativ), aber doch das gleiche (mit den selben Qualitäten), also selbstähnlich.

Holographisch bedeutet, daß in einem Teil eines Ganzen die komplette Information über das Ganze enthalten ist. So trägt ein Same bereits alle Informationen darüber in sich, in was für eine Art Pflanze er sich entwickeln und welche Früchte er tragen wird, jedoch nicht wie er wachsen wird und welche Form er einnimmt. So trägt auch jeder Mensch als Abbild des Göttlichen ein göttliches Potential in sich, ob er es dann entfaltet und nutzt obliegt seiner Entscheidungsfreiheit.

Spirituell-philosophische Betrachtung

In einer spirituellen Betrachtung sollte die Grundaussage des Gesetzes *Wie oben, so unten - wie unten, so oben.* differenziert werden, um einer missverständlichen oder unvollständigen Interpretation vorzubeugen. Deshalb sei hier der vollständige Text des Gesetzes[22] zitiert: „Was unten ist, gleicht dem, was oben ist, und was oben ist, gleicht dem, was unten ist, damit die Wunder des

---

e Teil nicht im Sinne von trennen, getrennt (exkludieren), sondern als selbstständig betrachtetes, für sich allein bestehendes Stück eines Ganzen (inklusiv) im Sinne von 'ein Anteil von etwas sein'.

Einen sich vollziehen. Und so wie alle Dinge aus dem Einen geworden sind durch eine Mittlerschaft, so sind sie alle aus diesem Einen geboren, durch Übertragung.“

In diesem Prinzip bezieht sich das "Oben" ursprünglich auf die spirituelle Welt und das "Unten" auf die materielle. Die Analogie mit dem sich im Wasser spiegelnden Baum soll hier als Verdeutlichung herangezogen werden.

Das Spiegelbild im Wasser existiert nur, weil ein echter Baum vorhanden ist. Es ist ein zweidimensionales Abbild des dreidimensionalen Originals und lässt, trotz der reduzierten Dimensionalität, Rückschlüsse auf das Original zu. Man könnte schließen, daß das Spiegelbild eine Illusion ist. Das ist einerseits wahr, andererseits aber nur halb wahr, denn man würde die wahre Natur des Spiegelbildes verkennen. Ein Fehlschluss, wie er auch im Monismus zu finden ist: „Alles ist Illusion. Alles ist eins.“. Wer wiederum, wie im Materialismus, die materielle Erscheinungswelt für das ein und alles hält, ist wie jemand, der glaubt, daß das Spiegelbild die eigentliche Realität darstellt.

Die materielle Welt mit all ihren vergänglichen Formen ist keine Illusion, sondern ebenfalls eine Realität, eben eine relative Realität. Das Wasser kann aus sich heraus kein Spiegelbild hervorbringen, und die Spiegelbilder, die es trägt, geben nur das wieder, was das Original vorgibt.

Ebenso kann die Materie aus sich selbst heraus keine Formen hervorbringen. Die Formen werden ursprünglich durch den Schöpfergeist erschaffen, wie wir im ersten Kosmischen Gesetz der Geistigkeit gesehen haben. Und da wir in der Materie ein Abbild der geistigen Welt sind, haben auch wir die Fähigkeit durch unseren Geist zu erschaffen.

Umgekehrt lässt sich in der unendlichen Vielfalt der materiellen Welt erahnen, welche Vielfalt in absoluter, spiritueller "Form" jenseits der Spiegelbilder ewiglich gegenwärtig ist. Wie der Baum, so die Spiegelung. Wie das Urbild, so das Abbild. Aber eben nicht:

Wie das Abbild, so das Urbild. Man kann vom "Unten" auf das "Oben" Rückschlüsse ziehen, aber man darf sie nicht gleichsetzen. Sie gleichen sich, sind aber nicht identisch.[23]

Was bedeutet das konkret im Leben?

Wie innen so außen, wie außen so innen. Oftmals wird angenommen, daß das, was wir im Außen sehen und erleben, unseren inneren Zustand spiegelt; mit dem Rückschluss, daß wir das so erschaffen hätten. Dies ist zu oberflächlich betrachtet.

Die äußere Welt spiegelt die Summe der inneren Zustände der gesamten Menschheit wider. Die Außenwelt in ihrer Gesamtheit sagt nichts bzw. nur anteilig etwas darüber aus, wie es uns im Innen geht. Doch die Art und Weise, wie wir die Außenwelt wahrnehmen und darauf reagieren, spiegelt unsere persönliche Einstellung und inneren Zustand wider. Wie wir mit dem was uns im Außen begegnet umgehen, sagt mehr über uns aus, als das Außen selbst.

Andersherum betrachtet: Was wir in uns selbst verändern, trägt zur Veränderung in der Welt bei.

Eine weitere häufige Schlussfolgerung aus dem Gesetz der Entsprechung ist die Aussage: „Alles was im Außen ist, alles was Du im Außen siehst, ist auch ('innen') in Dir.“ Vermutlich basiert diese auf der monistischen Weltsicht, in der alles Eins ist, es keine Trennung gibt und das Absolute nicht vom Relativen unterschieden wird. Untersuchen wir diese einmal genauer.

Wenn wir im Außen sehen, daß die Natur zerstört wird, sind wir dann selbst zerstörerisch? Wenn wir mitbekommen, wie einem anderen Menschen Leid angetan wird, sind wir dann selbst grausam oder am Leiden? Wenn wir im Anderen seine Schattenanteile sehen, tragen wir dann dieselben in uns? Nur weil wir etwas "Negatives" bei jemandem wahrnehmen oder in der Welt sehen, heißt das nicht, daß wir das auch sind oder in uns haben. Im Gegenteil, eigentlich können wir solches erst erkennen, wenn wir diesen Aspekt in uns gemeistert haben. Je höher unsere eigene Integrität, um so feiner ist unsere Wahrnehmung und umso größer ist das Spektrum an Informationen, die wir aufnehmen können. Ist deswegen dann alles auch in uns? Wenn ein Mensch sich entscheidet gegen die Naturgesetze zu handeln, sich von seiner an sich göttlichen Natur zu entfernen, und wir das bemerken, so heißt das nicht, dass wir automatisch so einen „von sich entfernten" Anteil in uns tragen.

Die Möglichkeit uns von unserem Selbst zu entfernen, brutal oder zerstörerisch zu sein ist immer gegeben, doch das obliegt uns selbst zu entscheiden, ob wir das mit unserer Integrität vereinbaren können. Das ist aus unserer Sicht mit "freiem Willen" gemeint. Wir sind frei zu entscheiden, ob wir uns an Werten und einer göttlichen Ordnung ausrichten, oder nicht.

Das Gesetz der Schwingung

Auf der grundlegendsten Ebene ist das Universum und alles, was es ausmacht, reine Schwingungsenergie, die sich auf unterschiedliche Weise manifestiert. Festigkeit als solche gibt es nicht. Materie ist nichts anderes als Energie in schwingendem Zustand.

Nichts ist in Ruhe. Alles ist in ständiger Bewegung.
Alles ist in Schwingung.

Ebenso wie Entsprechungen zwischen Mikro- und Makrokosmos von der modernen Wissenschaft belegt werden können, so kann sie mittlerweile auch nachweisen, daß sich in unserem Universum alles in Schwingung befindet. Alles besteht aus Energie, die sich ständig bewegt. Nichts ist statisch.

Materie oder Schwingung

Nach Max Planck wird Materie erst durch unseren Geist zu dem, was wir darunter verstehen. Seine Forschungen untersuchten, wo und wann Materie beginnt, wissend, daß Materie aus Atomen besteht. Ist also ein Atom schon oder noch nicht Materie. Stellen wir uns ein Atom in der Größe eines Sandkornes von einem Millimeter vor. Die Elektronen würden dann in einem Abstand von 50 Metern um diesen Kern kreisen. Der Durchmesser des Atoms wäre größer als 100 Meter. Elektronen sind keine festen Körper, sondern Energiewirbel. Sie rasen mit so hoher Geschwindigkeit um den Atomkern, daß wir nie sagen können, wo sie sich gerade befinden. Auch der Atomkern ist nicht ein Stück Materie, sondern ebenfalls ein Energiewirbel, der sich mit einer Geschwindigkeit von 100.000 km/s um seine eigene Achse dreht.

Das, was wir also als Materie bezeichnen, besteht also fast nur aus bewegtem "leeren" Raum (99.999999%). Soweit die Erklärung des materialistischen Weltbildes.

Was bedeutet das konkret im Leben?

Um das Prinzip der Schwingung zu veranschaulichen können wir uns unser Mensch-Sein als großes Orchester oder Musikgruppe vorstellen. So wie sich dieses aus verschiedenen Registern (Blech- und Holzbläser, Streicher, Schlagwerk, ..) und diese sich wiederum aus einer Anzahl an Musikern mit ihren einzelnen Instrumenten zusammensetzt, so haben auch wir in unserem Körper übergeordnete energetische und physische Systeme, Organgruppen und Zellverbände mit unterschiedlichsten Funktionen. Diese wiederum bestehen aus Atomen, Neutronen und Elektronen und viel Raum dazwischen. All diese Verbände aus Energiewirbeln, jede Gruppe und jedes System schwingt in seiner einzigartigen Weise und erschafft so Schwingungen und Klangbilder. Nur wenn im Orchester jedes einzelne Instrument in sich sauber, gepflegt und gestimmt ist, kann ein Wohlklang im jeweiligen Register entstehen. Nur wenn die Register untereinander im Einklang und aufeinander abgestimmt sind und zudem eine einheitliche Führung durch den Dirigenten akzeptiert wird, kann das Orchester als ganzes ein harmonisches Musikstück spielen. So ist das auch in unserem Körper und in unserem Leben.

Beherbergen wir destruktive Gedanken, tragen wir unausgesprochene Gefühle, emotionale oder physische Traumen in uns, und ist unser Körper voller Giftstoffe und Schlacken, dann kommt das ungestimmten, verdreckten und kaputten Instrumenten gleich. Eine Geige mit fehlender Saite und Riss im Klangkörper kann keine wohlklingenden Töne produzieren, geschweige denn ein Musikstück spielen. Das führt dazu, daß das ganze Register schief klingt und schlussendlich der Gesamtklang des Orchesters von fehlenden Tönen und Disharmonien durchdrungen ist, selbst wenn der Dirigent sein bestes gibt. Diese schräge Gesamtschwingung tragen wir dann für unsere Mitmenschen fühl- und hörbar nach Außen.

Bestimmt bist Du schon mal jemandem begegnet, dem Du wegen seiner Ausstrahlung ausgewichen bist, oder um den Du aufgrund seiner temporären Stimmung einen Bogen gemacht hast, um nicht in die Projektion seiner Emotionen oder unorchestrierten Taten zu kommen.

Jeder von uns hat über seine Seele eine ureigene Klangfarbe und Ur-Schwingung.[f] Der eine mag eine Rock- oder Jazzband sein, der andere ein Chor und der dritte wieder ein traditionell klassisches Orchester. Jeder ist mit einem anderen Farbkasten und Instrumenten, d.h. Gaben und Fähigkeiten, beschenkt. Jeder ist einzigartig in seiner Schwingung / Klangfarbe und trägt mit seinem Klang zur großen Symphonie des Lebens bei.

Halte mal einen Moment inne und höre Deinem inneren Orchester zu. Wie klingst Du? Gibt es fehlende Musiker in den Reihen, Doppelbesetzungen oder womöglich absichtliche Falschspieler? Was für ein Musikstück spielst Du gerade? Möge es melancholisch, dramatisch oder freudig klingen, erst einmal ist wichtig, ob Dein Orchester als Ganzes gestimmt ist.

---

f Alle Instrumente sind gewartet und gestimmt und spielen gemeinsam. Das Wahre Selbst steht am Dirigentenpult. Das Göttliche liefert die Komposition.

Sind wir in uns kohärent, authentisch, klar und rein (so gut wie das im Moment eben möglich ist), kann unsere Seelenfrequenz, Klangfarbe oder Ur-Schwingung leichter durch unser menschliches Sein hindurch schwingen und wird nach dem Gesetz von Ursache und Wirkung (S.118) unser Leben harmonisch gestalten.

Was sich aus diesem Gesetz der Schwingung nicht ableiten lässt.

An obiger Analogie erkennen wir, daß die häufig gehörte Aussage "seine Schwingung zu erhöhen" genauer zu beleuchten ist. Warum?

Jedes Organ, jedes System in unserem Körper ist ein eigener intelligenter Lebensverband mit einer ihm innewohnenden Grundfrequenz. Die Frequenz Deines Herzens ist eine andere als die Deiner Atmung und beide Schwingungen ändern sich mit den körperlichen Aktivitäten und der Achtsamkeit. Die Frequenz Deiner Gedanken ist im Alpha- und Beta-Zustand der Tagesaktivitäten sehr viel höher als in Theta und Delta während Entspannung, Meditation und im Schlaf. Ein überlastetes Organ ist träger und weniger schwungvoll aktiv als ein gesundes. Ein anderes kann vor Stress hyperaktiv und von Panik erfasst sein. So haben wir als Mensch viele verschiedene Frequenzen und Schwingungen gleichzeitig in uns. Sie zu erhöhen macht bei manchen Sinn, bei anderen eher gar nicht. Das hängt ganz von der Tätigkeit und Funktion ab.

Hinter "seine Schwingung erhöhen" muss also eine andere Aussage stecken. Viele meinen es geht darum sich nur noch mit Lichtem und Freudigem zu beschäftigen (also das Böse nicht betrachten oder ignorieren) und immer positiv und nett in "Liebe" zu sein. Mmh? Würde das dem "Dunklen" nicht gestatten ungehindert weiter sein Unwesen zu treiben?

Sollte es nicht vielmehr darum gehen, seine Schwingung, d.h. den Klang des eigenen Orchesters, also seines energetischen und physischen Klangkörpers, von Misstönen zu reinigen und wieder mit sich Selbst in Einklang zu kommen? Egal, ob wir jetzt im

Moment traurig oder glücklich sind. Es geht weniger um das Stück, das wir spielen, als um die Reinheit und Achtsamkeit mit der wir es spielen.

Es ist die innere Kohärenz und die Einstimmung auf unser Wahres Selbst, das uns wieder in unserem eigenen Licht strahlen und wohl klingen lässt. Ganz gleich, ob wir jetzt den heiligen Zorn, Traurigkeit oder Freude über etwas zum Ausdruck bringen. Je weniger Misstöne und Disharmonien in uns schwingen, umso authentischer wir sind, umso gelassener und lebensfroher werden wir auf natürliche Weise.

Das vermeintliche Gesetz der Resonanz

Oftmals wird das 3. Gesetz der Schwingung auch als Gesetz der Resonanz bezeichnet. Was hat es damit auf sich?

Unserem Verständnis nach, ist das Prinzip der Resonanz (oft auch verwirrenderweise Gesetz der Anziehung genannt) eine Beschreibung des Zusammenwirkens von verschiedenen kosmischen Gesetzen. „Was Du ausstrahlst, ziehst Du an." „Gleiche Schwingungen ziehen sich an." „Visualisiere was Du möchtest und fühle wie es ist, wenn es bereits da ist, und es kommt zu Dir." hat mehr mit dem Gesetz von Ursache & Wirkung (S.118) und dem der Geistigkeit (S.93) zu tun, als mit dem Gesetz der Schwingung.

In Dein Leben kommt nicht was Du willst,
sondern was Du bist und was Du ausstrahlst.

Eine weitere mögliche Erklärung läßt sich in der Klangforschung finden. Gemäß der Resonanz kann eine angeschlagene Stimmgabel eine andere dergleichen Art über Distanz in Schwingung versetzen und somit zum Klingen bringen, während die einer anderen Größe still bleibt. Wenden wir diese Analogie auf uns Menschen an, so erklärt sich, wieso wir uns mit manchen Menschen besser verstehen, als mit anderen. Wir erkennen im

Gegenüber jemanden als gleich und schwingen mit. Wir sind dann sozusagen auf derselben Wellenlänge, bzw. in Resonanz.

Wenn eine Frau sich einen Partner wünscht oder schwanger werden möchte, sieht sie oftmals um sich herum lauter küssende und händchenhaltende Paare, Schwangere oder junge Mütter mit Säuglingen. Das liegt nicht daran, daß sie diese nun in ihr Leben zieht, sondern vielmehr daran, daß sie ihre Antenne einfach auf diese Information / Schwingung ausgerichtet hat, weswegen sie diese Information im Feld leichter wahrnehmen und erkennen kann. In diesem Sinne zieht sich nicht Gleiches und Gleiches an (was dem nächsten Gesetz der Polarität (S.109) widersprechen würde), sondern lediglich die Ausrichtung des Fokus und die Aufmerksamkeit auf eine bestimmte Information / Schwingung erhöht die eigene Wahrnehmung in diesem Bereich. Deshalb erkennen wir einfacher und sehen öfter das, auf das wir ausgerichtet sind. Was wir aussenden, unsere eigene Ausstrahlung hat wiederum eine Auswirkung darauf wer uns erkennt und mit uns in Resonanz tritt.

Esoterische Halbwahrheiten

„Energie folgt der Aufmerksamkeit." „Wenn Du Dich mit "Dunklem[g]" beschäftigst, verstärkst Du es." sind bekannte Phrasen. Doch stimmt das überhaupt?

Ja, dort wohin wir unsere Aufmerksamkeit lenken, fließt unsere Energie. Doch bedeutet das nicht automatisch, daß dadurch das verstärkt wird worauf wir unseren Fokus richten. Es fehlt eine dritte Komponente: mit welcher Bewusstheit und welcher Intention richten wir unseren Fokus auf etwas.

(1) Hören wir die Dramen in den Medien jeden Tag, ohne uns um deren manipulative Wirkung bewusst zu sein, können wir dadurch in Angst verfallen und geben unsere Kraft an ein uns suggeriertes

g Das Elend der Welt, Kriege, Gewalt, Hungersnöte, Kindesmissbrauch, etc.. Das Lebenszerstörende, das Trennende und das fragmentierte Denken.

Narrativ ab. – In diesem Fall, ja: Wenn wir uns mit "Dunklem" beschäftigen, hat es einen negativen Einfluss auf uns und kann sich von unseren Energien nähren.

(2) Wenn uns das Beschäftigen mit "dunklen" Nachrichten emotional mitnimmt, dann liegt es meist daran, daß es in uns und unserer eigenen Geschichte noch wunde Punkte gibt, die mit der Thematik in Resonanz gehen und geklärt werden möchten. – Ja, in diesem Fall, zieht uns das Beschäftigen mit dem "Dunklen" in unser eigenes Schattenreich an Verdrängtem und Unbewusstem. Wären unsere Verletzungen geheilt, könnten wir einfach mitfühlen und in unserer Mitte bleiben, anstatt mitzuleiden oder ohnmächtig zu werden. Es wird uns zunächst nicht direkt Energie entzogen, sondern aufgezeigt, wo sie ohnehin schon leckt. Blieben wir jedoch länger in diesem Zustand der ohnmächtigen Resonanz und Opferhaltung, verlören wir vermehrt an Energie und würden "mit runter gezogen".

Doch nur weil wir mitleiden, gibt es nicht mehr "Dunkles" auf der Welt! Gleichzeitig wird das Lebendige und Lichte allerdings auch nicht mehr; außer wir nutzen die Nachricht als Spiegel für uns selbst, heilen den wunden Punkt und wachsen darüber hinaus.

(3) Wenn wir uns generell nicht mit dem "Dunklen" beschäftigen, aus der Angst heraus es zu verstärken, sind wir ignorant und erlauben ihm weiter zu existieren. – Stillschweigen ist Zustimmung. Ja, in diesem Fall kann es sich weiter ausbreiten.

(4) Wenn wir uns bewusst mit dem "Dunklen" befassen, sind wir informiert über die Realität, können uns klar und deutlich positionieren und dementsprechend aktiv werden, um eine Veränderung herbei zu führen. – Nein, in diesem Fall wenn wir uns mit dem "Dunklen" beschäftigen, entziehen wir ihm Kraft und es wird aus seinem Schattendasein gehoben.

Ein klares Nein zu den "dunklen" Machenschaften ist genauso wichtig wie ein Ja zum Lebendigen. Manchmal erscheint uns das "Dunkle" so groß und überwältigend, daß wir uns aus Selbstschutz zurückziehen. Hier gilt es dieses in kleine Päckchen herunter zu brechen, sein Inneres zu klären und sich dann dort zu engagieren, wo es einem mit seinen Gaben und in seinem Umfeld möglich ist. „Steter Tropfen höhlt den Stein." Unsere innere Ordnung und Klarheit wirkt sich unweigerlich auf das Außen aus.

Das Gesetz der Polarität

Alles bildet ein Paar aus Gegensätzlichkeiten. Pole sind in ihrem Wesen nach identisch und stehen miteinander in Verbindung. Sie sind entgegengesetzt, d.h. unterschiedlich in ihren Eigenschaften.

Alles ist zweifach. Alles hat zwei Pole.

Zu diesem 4. Kosmischen Gesetz findet man die vielfältigsten Interpretationen, was zu großer Verwirrung führen kann. Der "Original"-Text aus *Das Original Kybalion* und das, was inhaltlich am häufigsten in Literatur und Internet wiedergegeben wird, lautet: „Alles ist zweifach, alles hat zwei Pole, alles hat ein Paar von Gegensätzlichkeiten; gleich und ungleich ist dasselbe; Gegensätze sind identisch in der Natur, nur verschieden im Grad; Extreme berühren sich; alle Wahrheiten sind nur Halbwahrheiten; alle Widersprüche (Paradoxen) können in Einklang gebracht werden."

Die verschiedenen Auslegungen sind immer vom jeweiligen Weltbild und der Bewusstheit der interpretierenden Menschen abhängig. Versuchen wir wieder so nah wie möglich an die Wahrheit heranzukommen und dessen Essenz herauszuschälen.

Das Gesetz der Polarität besagt, daß es in allen Dingen zwei Pole gibt, zwei Aspekte, die entgegengesetzt und scheinbar gegensätzlich sind, aber in Wirklichkeit verschiedene Ausprägungen derselben Sache darstellen.

Dazu fallen uns in der Regel als erstes die Gegensätze ein, die wir in der Schule gelernt haben:

- heiß & kalt sind zwei Zustände völlig unterschiedlich von einander, dennoch repräsentieren sie dasselbe, nämlich die Beschreibung von entgegengesetzten Temperaturempfindungen,
- hell & dunkel beschreiben verschiedene Intensitäten der Lichtstärke,
- nass & trocken des Feuchtigkeitsgehalts,
- hoch & tief, (lat. 'altus' steht für beide Begriffe) bezeichnet einen vertikalen Abstand aus jeweils der entgegengesetzten Perspektive,
- leicht & schwer sind gegensätzliche Wahrnehmung von Gewicht.

Dies sind subjektive Beschreibungen von messbaren physikalischen Werten wie °C, Lux, kg, die kein definiertes Maximum oder Minimum haben. Wodurch definiert sich schwer oder leicht? Was für mich schwer hoch zu heben ist, kann für jemand anderen leicht sein. Ab wann ist etwas warm oder kalt? Dieser Wintertag ist warm, doch trotzdem ist es kälter als im Sommer. Wo ist die Grenze zwischen hell und dunkel? In einer Vollmondnacht ist es hell und am Tage mit Gewitterwolken dunkel. Da auf einer Skala subjektiv verschiebbar, handelt es sich hierbei nicht im eigentlichen Sinne um Pole, definiert als Endpunkte mit entgegengesetzten Eigenschaften, wie Plus- und Minus-Pol eines Magneten, sondern um gegensätzliche Beschreibungen oder Zustände, die getrennt von einander existieren.

Des weiteren werden oftmals folgende Beispiele im Zusammenhang mit diesem Gesetz angeführt:

- Krieg & Frieden
- Gut & Böse
- Licht & Dunkelheit

Doch stimmt das überhaupt? Handelt es sich um Pole, die sich zu einer übergeordneten Einheit ergänzen lassen und die von derselben Sache sind, oder sind es eher sich widersprechende und sich ausschließende Gegensätze?

Welche Einheit bilden Krieg und Frieden, Gut und Böse, Licht und Dunkelheit? Kann es Krieg geben und gleichzeitig und am gleichen Ort Frieden sein? Kann Frieden sein und gleichzeitig ein bisschen Krieg? Gibt es Abstufungen zwischen Krieg und Frieden, so wie die Temperatur ein wenig kälter oder wärmer sein kann? Oder ist es nicht eher ein entweder oder?

Kann es sein, daß hier in der Auslegung des Gesetzes etwas miteinander vermischt wird?

In der Grundaussage spricht das Gesetz der Polarität von Zweiheit, für die wir im Deutschen zwei verschiedene Begriffe haben, nämlich die Polarität und die Dualität. Worin unterscheiden sich die beiden?

Polarität

Die Polarität zeichnet sich durch

1. gleichwertige,
2. sich ergänzende und
3. gegenseitig bedingende / bedürfende Pole aus,

die gemeinsam eine Einheit bilden.

In der Polarität kann kein Pol alleine isoliert existieren. Gemeinsam sind sie Ausdruck eines Schöpfungsgleichgewichts, wie wir es im Zeichen von Yin & Yang sehen. Die beiden Pole sind visuell unterscheidbar und klar voneinander abgetrennt, und bilden ein gemeinsames Ganzes. Es gibt keine Grautöne dazwischen. Das Eine kann nicht ohne das Andere existieren und das Eine ist das jeweils ergänzende Gespiegelte / Gegenteilige vom Anderen.

- Sommer- & Wintersonnenwende, Herbst- & Frühling-Tag-und-Nacht-Gleiche des Jahreszyklus.

- Mittag (Sonnenhöchststand) & Mitternacht (Sonnentiefststand), Sonnenaufgang & -untergang des Tageszyklus.
- Niedrig- & Hochwasser der Gezeiten.
- Plus- & Minus-Pol in der Elektrizität und im Magnetismus.
- Lungenfülle & -leere, die Momente zwischen Aus- und Einatmen, Extrempunkte des Atemzyklus
- Aktivität & Passivität sind Aktionen.
- Mann & Weib bilden das Menschsein.
- Geburt & Tod, Pole des irdischen Lebenszyklus.
- Ursache & Wirkung formen den "karmischen" Zyklus.
- Raum & Zeit bilden die Unendlichkeit.

Polarität bedeutet, daß zwei Pole miteinander ein Gleichgewicht formen und sich bedingen. Wir können nicht einatmen, ohne auszuatmen. Wir können nicht nur geboren werden, ohne zu sterben, so wie wir nicht sterben können, ohne geboren worden zu sein. Wir können den Minuspol nicht von der Elektrizität abziehen, ohne daß der Pluspol in sich zusammenfällt, noch die beiden miteinander fusionieren (Kurzschluss).

Eigenschaften der Polarität

Der eine Pol kann nur mit dem anderen existieren, denn sie ergänzen sich zu der Einheit und Ganzheit, die sie gemeinsam bilden. Es besteht ein sowohl als auch.

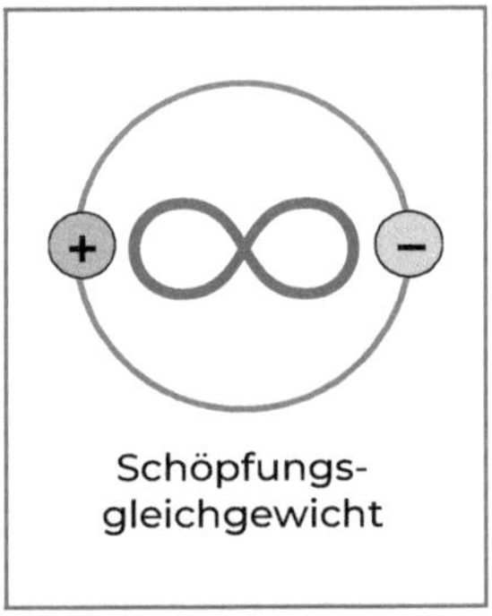

Abb. 20: Polarität

Der eine Pol kann nicht durch den anderen ausgetauscht werden. Weder zwei Minus- noch zwei Plus-Pole für sich erschaffen einen elektrischen Strom, sowie weder zwei Männer noch zwei Weiber für sich allein das Leben weitergeben können.

Die Pole sind gleichwertig.

Polarität ist immer Ausdruck eines Gleichgewichts in der Schöpfung. Man könnte auch sagen, das Leben fließt zwischen diesen beiden Polen, oder ist zwischen diesen aufgespannt. Wenn dieses Gleichgewicht durch irgendeine Einseitigkeit gestört wird, entsteht Spaltung. Das nennen wir dann Dualität.

Dualität

Die Dualität zeichnet sich durch

1. gegenteilige,
2. nicht gleichwertige,
3. sich gegenseitig ausschließende Gegensätze aus.

Sie bilden keine Einheit. Dualität wird verursacht durch Spaltung und Einseitigkeit. Dualität entsteht, wenn wir aus dem natürlichen Gleichgewicht der (göttlichen) Ordnung heraustreten. Es ist entweder das Eine oder das Andere, wobei das Eine das ungleichwertige Gegenteil vom Anderen ist.

Formen der Dualität

(A) Die beiden Seiten der Dualität bedingen sich nicht. Die scheinbaren Pole sind keine gleichwertigen Gegensätze. Sie schließen sich gegenseitig aus. Die Dualität definiert sich durch die Trennung von der Einheit. Dualität ist Ausdruck eines Getrennt-Seins vom Schöpfungsgleichgewicht.

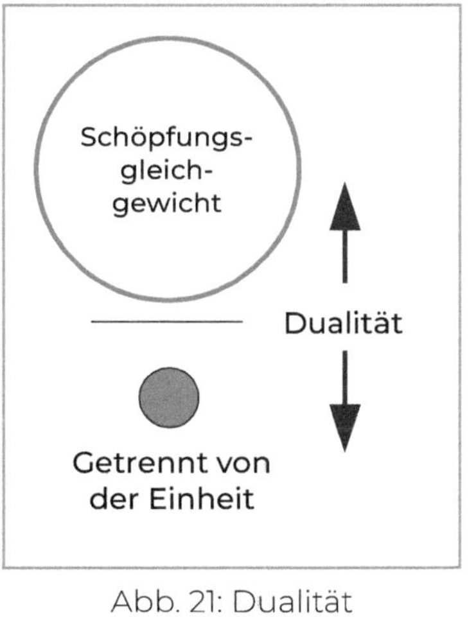

Abb. 21: Dualität

Gut & Böse: Das Böse ist zwar das Gegenteil des Guten, doch ist es nicht gleichwertig dazu. Das Gute und das Böse schließen sich gegenseitig aus. Das Gute braucht das Böse nicht. Das Gute ist der ausgeglichene Zustand, eine Einheit für sich, die für und aus sich selbst heraus existiert. Das Böse zerstört sich auf Dauer irgendwann selbst.

Angst & Liebe: Angst mag für manche der Gegenpol zu Liebe sein, doch bedarf die Liebe der Angst nicht. Die Liebe an sich ist ein ausgeglichener Zustand, der eigenständig existiert. Die Angst erstarrt auf Dauer in ihrer eigenen Angst.

(B) Eine Dualität entsteht auch, wenn sich die Pole des Schöpfungsgleichgewicht aus diesem herausbewegen und zu Extremen werden. Ein zerstörtes Gleichgewicht zeigt sich immer durch ein Zuviel und ein Zuwenig. Die ehemaligen Pole haben sich so weit auseinander bewegt, dass zwischen ihnen keine Energie mehr fließt und keine Kommunikation mehr stattfindet.

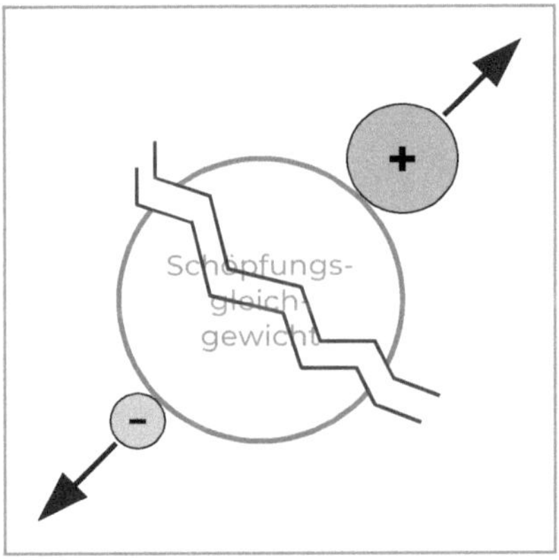

Abb. 22: Zuviel / Zuwenig der Dualität

Arm & reich sind ein Zuwenig und ein Zuviel der Fülle des Lebens. Eine Vertiefung und weitere Beispiele folgen auf S.132 im Kapitel 9.

Polarität versus Dualität

Polarität, eine sich gegenseitig ergänzende Zweiheit und grundsätzlich eine Harmonie.	Dualität, eine sich gegenseitig ausschließende Zweiheit und immer eine Disharmonie.

Das Gesetz des Rhythmus

„Alles fließt aus und ein. Alles hat seine Gezeiten. Alles entsteht, entwickelt sich und steigt auf, degeneriert, fällt und vergeht. Das Schwingen des Pendels zeigt sich in allem. Das Maß des Schwunges nach rechts ist das Maß des Schwunges nach links. Der Rhythmus ist konstant und gleicht sich aus."

Soweit die Abschrift aus dem *Kybalion*. Dieses Gesetz hat uns Kopfzerbrechen bereitet. Wissend, daß möglicherweise auch in den Übertragungen dieser kosmischen Gesetze Fehler oder Unwahrheiten enthalten sein könnten, sind wir unserem Gespür, daß hier irgendetwas nicht zusammen passen könnte, nachgegangen. Vielleicht ist auch lediglich unsere Sicht auf die Welt noch nicht weit genug.

Alles fließt aus und ein. Alles hat seine Gezeiten.
Alles entsteht, entwickelt sich und steigt auf,
fällt und vergeht.

Dieser erste Teil lässt sich leicht über die Beobachtung der Abläufe in der Natur bezeugen: Ebbe und Flut, Ein- und Ausatmen, der Lauf der Sonne, der Jahreszyklus, als auch die sich immer wieder wiederholenden Bahnen der Planeten, insofern wir ein näher kommen und sich wieder entfernen mit aus- und einfließen verbinden. Auch auf zellulärer Ebene finden wir ein Pendant. Die Zellen eines jeden Organs folgen einem eigenen Rhythmus der Zellerneuerung. Die Ausgedienten vergehen und es entstehen gemäß den aktuellen Informationen im energetischen Feld wieder Neue.

Dieses Gesetz lehrt uns die Rhythmen des Lebens und der Zyklen mit der unabänderlichen Tatsache, daß alles ständig in Bewegung und im Wandel ist. Nichts bleibt wie es ist. Die Wandlung selbst ist das Leben. Dieses Gesetz, das mit dem der Polarität eng verbunden ist, besagt, daß zwischen den beiden Polen Bewegung stattfindet. Alles was aufsteigt, fällt wieder ab, und beginnt dann von Neuem. Alles ist ein Entstehen und Vergehen, ein Ein- und Ausatmen, ein Aufsteigen und Abfallen, ein Ausdehnen und wieder Zusammenziehen. Die Energie fließt zwischen den Polen hin und her.

Vergehen versus Zerstören

In der Polarität ist mit Vergehen nicht ein endgültiges Zerstören gemeint, sondern ein lebenserhaltendes Kompostieren, Transformieren und Wiederverwerten. Ein Zurückbringen der "verbrauchten" Energien in den Kreislauf des Lebens. So wie im Winter nicht der ganze Baum abstirbt, sondern er nur sein Blätterkleid abwirft, um damit den Boden zu nähren und so die Grundlage für neues Wachstum legt. Der Winter ist nicht ein komplettes Absterben und Zerstören der Natur, sondern nur eine Pause zum Kräfte sammeln. Sind wir jedoch in der Trennung, also in der Dualität, wird oftmals aus dem sonst natürlichen Vergehen ein vorsätzliches Zerstören und Vernichten von Lebendigem. Dadurch wird der natürliche Rhythmus gestört.

Das Gesetz des Rhythmus zeigt den zeitlichen Aspekt von *Alles ist Schwingung*, während das reine Gesetz der Schwingung sich auf die Konstitution der Materie bezieht.

Der Rhythmus ist beständig und vorhersehbar. Er beschreibt die unendliche Bewegung des Lebensausdrucks, der sich ausdehnt und wieder zusammenzieht, für immer und ewig.

Jedem Anfang geht ein Ende voraus,
jedes Ende wird zu einem Anfang.

In vielen alten Überlieferungen kommt dies zum Ausdruck: im schamanischen Medizinrad der Indianer, dem keltischen Jahresrad, in den 5 Wandlungsphasen des Feng-Shui, in der Astrologie, im Maya-Kalender und auch in den Veden (indisch und slawisch), die uns zudem einen Einblick über die größeren, übergeordneten planetarischen und kosmischen Zyklen übermittelt haben. All dies gibt unserem Menschenleben einen lebendigen Rahmen, in dem wir uns entfalten können.

Was bedeutet das konkret im Leben

Neben dem Anerkennen der Zyklen, lernen wir zudem die Bedeutung der Kommunikation und des konstanten Energieflusses zwischen den Polen, die das Leben erst ermöglichen.

Wir brauchen den Ausgleich zwischen

- aktiven und ruhigen Phasen
- reden und zuhören
- geben und annehmen / empfangen
- Intellekt und Intuition
- Anspannung und Entspannung
- Disziplin und Hingabe.

So wie in einem Baum der Saft von den Wurzeln hoch in die Krone fließt, damit neue Äste und Blätter wachsen können, und um danach die durch die Photosynthese gewonnenen Nährstoffe wieder durch den Stamm hinabfließen zu lassen, damit die Wurzeln genährt werden. Wächst der Baum nur in der Höhe, riskiert er wegen des Ungleichgewichts umzukippen. Wachsen nur die Wurzeln, weil der obere Teil immer wieder abgefressen wird, so verkümmert er auf Dauer. So geht es auch uns, wenn wir uns nur der Materie widmen und unsere Anbindung an das Göttliche vergessen. Verweilen wir derweil nur in den geistig-spirituellen Sphären haben wir keine Bodenhaftung und kommen nicht in die Umsetzung. Das Seelisch-Geistige und das Körperliche möchten gleichermaßen in regelmäßigen Rhythmen genährt und gefördert werden.

Kritisches zum zweiten Teil des Gesetzes

„Das Schwingen des Pendels zeigt sich in allem." – Was könnte mit dem Schwingen des Pendels gemeint sein? Steht dieser

Ausdruck lediglich als Synonym für den Rhythmus und die Bewegung?

„Das Maß des Schwunges nach rechts ist das Maß des Schwunges nach links." – Schränkt uns das gleiche Maß nach rechts und nach links in den immer währenden Zyklen ein? Hält es uns in den immer gleichen Rahmenbedingungen fest, wie z.Bsp. die angeblich immerwährende Reinkarnation, und unterbindet so ein weiteres Wachstum? Oder soll es nur darauf hinweisen, daß die rhythmische Bewegung zwischen natürlich gleichwertigen Polen stattfindet?

„Der Rhythmus ist konstant und gleicht sich aus." – Rhythmus an sich ist eine unabänderliche naturgegebene Konstante. Doch muss deswegen der Rhythmus in sich konstant sein (schnell, langsam, ..)? Das Leben verläuft rhythmisch mit verschiedenen Rhythmen. Doch was gleicht sich aus?

Auch wenn diese Fragen noch offen sind, haben sie keinen Einfluss auf die Kernaussage des Gesetz des Rhythmus.

Das Gesetz von Ursache und Wirkung

Jede Ursache hat ihre Wirkung.
Jede Wirkung hat ihre Ursache.
Alles geschieht gemäß dieser Gesetzmäßigkeit.

Wer von Zufall oder Glück spricht, ist in Unkenntnis über dieses Gesetz. Kausalität[h] kann sich auf verschiedenen Ebenen zeigen, doch folgt alles immer dieser Gesetzmäßigkeit. Zwischen Ursache und Wirkung kann eine gewisse Zeit vergehen. Die Wirkungen sind nicht immer direkt, sondern können sich über verschiedene Lebenszyklen und Generationen hinweg zeigen und sogar ganze Völker betreffen.

---

h kausal: auf dem Verhältnis von Ursache und Wirkung beruhend, ursächlich

„Wir ernten, was wir säen“ oder „Wie Du in den Wald rein rufst, so schallt es heraus“ sind sinnbildliche Auslegungen dieses Gesetzes. Nichts in unserem Universum ist zufällig. Jeder Wirkung, d.h. jeder Manifestation in der fein- und grobstofflichen Welt, geht eine Ursache voraus. Mit dieser Erkenntnis haben wir also die Macht, anstatt nur passiver Teilnehmer oder Opfer einer Wirkung zu sein, unser Leben selbst in die Hand zu nehmen und konkret durch bewusst gewählte Ursachen unsere Zukunft mitzugestalten.

Das Gesetz zeigt auch, daß wir eigentlich nur auf der Ebene der Ursache einen Einfluss haben. Wir können an einem vergangenen Ereignis und dem daraus folgenden Resultat nichts mehr ändern. Doch können wir untersuchen, wie und wieso dieses zustande gekommen ist und was wir anders hätten machen können. Mit den neuen Erkenntnissen können wir im Jetzt unsere Einstellung, Intention und Verhalten neu auszurichten.

Beispiel

„In meinem Garten habe ich im Frühjahr Kürbisse gepflanzt, die nun erntereif sind. Doch leider sind sie alle fleckig und klein geblieben. Das kann ich nun nicht mehr ändern. Wie ist es dazu gekommen? Wir hatten einen sehr trockenen heißen Sommer. Ich hätte beständiger wässern und vorsichtiger beim Gießen sein müssen, damit die Kürbisse nicht bei praller Sonne voller Wassertropfen sind. Doch dafür ist es jetzt zu spät. Ich kann nur in der nächsten Saison achtsamer sein.“

***Das, was Du jetzt als Realität erlebst,
ist die Ernte Deiner Saat der Vergangenheit.***

Das, was Deine Realität hauptsächlich ausmacht, sind die Konsequenzen Deiner vergangenen Gefühle und Gedanken.

Wenn wir dieses Gesetz der Kausalität mit dem ersten *Alles ist geistig* (S.93) verbinden, verstehen wir, daß wir eigentlich nur effektiv auf der inneren und geistigen Ebene der Ursache agieren können, um unsere Realität zu ändern.

Es braucht eine neue, veränderte innere Saat, um eine Veränderung im Außen erwirken zu können. Jeder unserer Gedanken und Gefühle setzt eine bestimmte Energie frei, die sich früher oder später in der Welt der Materie über Worte, Taten und Situationen materialisieren wird. Hegen wir "dunkle" Gedanken gegenüber anderen, werden sie sich nicht unbedingt freundlich zu uns verhalten. Wenn wir jedoch unsere Gedanken und Gefühle bewusst steuern und aus einer inneren Kohärenz heraus handeln, werden wir eine neue Realität entstehen sehen. Anstatt auf Äußeres nur zu reagieren, werden wir zu bewusst Erschaffenden.

Die kartesianische Logik

Manchmal hängen wir in alten Verhaltensmustern und soziale Umgangsregeln, wie z.Bsp. „das gehört sich nicht", „das macht niemand so", „was die anderen von mir denken", ... fest, die uns daran hindern frei und unserer inneren Führung folgend zu handeln.

Gib Deinen Prägungen und der Angst niemals die Macht darüber, was Dein Herz und die Liebe tun möchte.

Um in einer solchen Situation Klarheit zu erlangen, ist es hilfreich sich der kartesianischen Logik zu bedienen und sich auf der geistigen Ebene über eine Vision zeigen zu lassen, was in den einzelnen Fällen geschehen würde.

1. Was passiert, wenn ich etwas mache?
2. Was passiert, wenn ich etwas nicht mache?
3. Was passiert nicht, wenn ich etwas mache?
4. Was passiert nicht, wenn ich etwas nicht mache?

So bekommen wir ein größeres Gesamtbild der möglichen Konsequenzen unseres Handelns oder Nicht-Handelns und wir können einfacher abwägen, was am Lebensfördernsten ist. Wir sollten immer im Hinterkopf behalten, daß auch Untätigkeit und Nicht-Handeln eine Konsequenz mit sich bringen. Säen wir keinen Samen, kann auch nichts wachsen.

Die Ebenen von Ursächlichkeit und Wirkung

Ebene der Wirkung

Manifestierte Realität = Physische Welt

Hier haben sich aufgrund ihrer zugrunde liegenden Ursachen die manifestierten Realitäten gebildet. Die Ebene der Wirkung stellt das dar, was bereits passiert ist. Als solches gibt es hier keine Möglichkeit zur Veränderung, denn was bereits geschehen ist, kann nicht ungeschehen gemacht werden. Es ist.

Die Aufmerksamkeit der Menschen scheint derzeit auf der Ebene der Wirkung gebunden zu sein. Ein Großteil der Menschheit ist im Unwissen über die Kosmischen Gesetze und kennt die Ursachen seines Leidens nicht.

Ebene der Ursächlichkeit

Verursachende Realität = Welt des Geistes

Auf dieser Ebene werden die Ursachen initiiert, bevor sie sich als geformte Realitäten manifestieren. Die Ebene der Ursächlichkeit bildet den kausalen Faktor (das Warum, Weshalb, Was hat dazu geführt), der allen manifestierten Dingen und Ereignissen zugrunde liegt und vorausgeht. Alle Möglichkeiten zur Veränderung entspringen dieser Ebene.

Damit die Menschen die kausalen Faktoren der Bedingungen, die sie in ihrem Leben manifestieren, verstehen können, muss ihre Aufmerksamkeit von der Ebene der Wirkungen auf die Ebene der Ursächlichkeit, der des Geistes, wechseln. Erst dann wird die

Menschheit in der Lage sein, ihre gemeinsame Realität bewusst mitzugestalten anstatt unbewusst beizutragen.

Fazit

Das Verständnis um „Was hat die Situation verursacht?“ ist der einzige Weg zur Veränderung. Die Vergangenheit können wir nicht ändern, nur unsere Einstellung dazu und die daraus resultierenden Prägungen. Unsere wahre Macht liegt im Jetzt.

Das Gesetz des Geschlechts

ist eine Spezifizierung des Gesetzes der Polarität und bezieht sich auf Mann und Weib bzw. männlich und weiblich. Nach diesem Gesetz existieren diese beiden Prinzipien in allem und auf allen Ebenen. Nur durch das Zusammenwirken des Männlichen und des Weiblichen kann das Leben Neues schöpfen.

Geschlecht ist in allem.
Alles hat männliche und weibliche Prinzipien.
Geschlecht manifestiert sich auf allen Ebenen.

Das männliche und das weibliche Prinzip manifestieren sich auf der physischen Ebene des Menschen als biologisches Geschlecht[i] mit dem Ziel als Paar (Mann & Weib) das menschliche Leben weiter zu geben, sich gegenseitig zu ergänzen und zu bereichern. Jeder Mensch hat ein eindeutiges Geschlecht[24], obwohl im Energetischen beide Prinzipien von männlich und weiblich in jedem enthalten sind. Das männliche und weibliche Prinzip zeigt sich in vielfältiger Weise und in jedem Menschen in seiner persönlichen einzigartigen Zusammensetzung, die seine Seele bereits in Form von Anlagen zu Begabungen und Fähigkeiten mit ins Leben bringt.

---

i Geschlecht: ahd. 'gislahti', mhd. 'gesleht(e)', Gesamtheit der Merkmale, die ein Lebewesen als männlich oder weiblich bestimmen; Familie, Generation, Art, Genus, Stamm, Abkunft, Gattung. - Quelle: dwds.de

Ein Künstler hat mehr weibliche Qualitäten der Kreativität, als ein Automechaniker mit seiner Detailkenntnis. Ein Seelsorger hat die weibliche Qualität der Fürsorge ausgebildet, während ein Manager sich mehr der männlichen Qualität des Führens bedient. Eine Mathematikerin oder Juristin nutzt eher ihre analytischen, also männlichen Qualitäten, als eine Sängerin oder Mutter. Je nach Rolle und Lebenssituation kommen mal mehr die weiblichen, mal mehr die männlichen Eigenschaften zum Ausdruck. Jeder kommt diesbezüglich bereits mit gewissen Gaben und Ausprägungen auf die Welt. Diese können anhand unterschiedlicher Analysen ermittelt werden.[25] Idealerweise finden wir in uns das für uns ideale Spiel der Kräfte, das zu innerer Erfüllung führt.

Das männliche Prinzip

ist der Geber, der Inspirator und der Lenker.

- Geistige Ebene: Idee und Inspiration, Planen der Umsetzung der Idee, Wille.
- Emotionale Ebene: Die Antriebskraft um etwas zu tun.
- Physische Ebene: Aktivität, das Tun, Struktur und Orientierung geben, ordnen.

Das weibliche Prinzip

ist dasjenige, das empfängt, wachsen lässt, materialisiert und formt.

- Geistige Ebene: Empfangen und annehmen einer Eingebung / Idee, träumen und visualisieren.
- Emotionale Ebene: Aufmerksamkeit und Fürsorge; die Liebe, mit der etwas getan wird.
- Physische Ebene: Bewusstes Innehalten, pausieren, das Universum wirken lassen, sein, Raum halten und erhalten.

Beispiel

Geistiger Impuls einer Sonnenblume (männlich). Die Idee annehmen und davon träumen (weiblich). Planen, den besten Moment wählen und die nötigen Utensilien kaufen (m). Der mit Erde gefüllte Topf (w). Den Samen in die Erde stecken (m). Gießen und pflegen (w). Die kleine Pflanze schützen und einen Stock zum Anbinden aufstellen (m). In Liebe mit der Pflanze sein, das Wachstum beobachten, die Schönheit genießen und weiter nähren (w).

Fazit

Um zu erschaffen, brauchen wir immer beide Aspekte. Es kann keine Geburt geben, wenn die männlichen und weiblichen Anteile nicht für eine Empfängnis / Befruchtung zusammenkommen und miteinander wirken.

Das eine geht nicht ohne das andere.
Das Weibliche braucht das Männliche. Das Männliche braucht das Weibliche. Nur gemeinsam, Schöpfer und Schöpferin, kann eine Schöpfung entstehen.

Das verborgene Prinzip

Das verborgene Prinzip ist die Dynamik der Achtsamkeit und Zuwendung (engl. 'care'). Was uns tagtäglich am Herzen liegt, ist die treibende Kraft unseres Denkens und Handelns. Daher kann Achtsamkeit & Zuwendung als der ultimative Generator für die Qualität unserer Erfahrung angesehen werden. Es wird auch das generative[j] Prinzip genannt.

Der ultimative Generator.
Achtsamkeit & Zuwendung

---

j Lat. 'genere', erzeugen, erschaffen, hervorbringen.

Das, was uns wichtig ist und wofür wir unsere Lebenskraft einsetzen, ist letztendlich das, was in unserer Welt geschaffen wird. Die Welt ist derzeit so, wie sie ist, weil die meisten Menschen sich nicht genug darum kümmern[k], die Welt durch ihr Handeln[l] zu verändern; auch wenn sie sagen, daß sie wollen, daß die Dinge anders sein sollen.

Achtsamkeit und Zuwendung

Es ist die Achtsamkeit und Fürsorge[m] des Herzens, ein weibliches Prinzip, das schlussendlich den Schlüssel zum wahren Schöpfen und der Veränderung in sich birgt. Wir können im Geistigen so viele Pläne schmieden wie wir möchten, soviel visualisieren und träumen und soviel reden und diskutieren wie wir wollen, doch ohne Zuwendung, Liebe, "Herzblut" und "Leidenschaft" (wir würden den Begriff "Liebe_schafft" bevorzugen) wird sich nichts ändern und nichts Neues entstehen. Ohne die Nutzung des 8. Prinzips wird sich unser Leben / die Welt nur wenig nach unseren persönlichen Werten, Vorstellungen und Wünschen entwickeln. Wir brauchen das Aktivsein und Handeln aus Liebe und Bewusstheit.

Gehen wir stereotyp, rein funktionell durchs Leben, so richtet sich dieses zwar nach dem Gesetz der Kausalität nach unseren Gedanken und Schwingung aus, doch lassen wir unser wahres Schöpferpotential brach liegen.

***Das, was Du täglich gießt und nährst, wächst.
Alles andere verkümmert. Sei also wachsam,
WAS Du WIE tust.***

---

k Nicht im Sinne von "Kummer haben mit", sondern sich aus dem Herzen heraus etwas oder jemandem annehmen.

l Handeln nicht als blindlings im Außen etwas bewegen (reaktiv), sondern aktives Handeln aus innerer Klarheit heraus.

m Nicht basierend auf "sich Sorgen machen", sondern Fürsorge im Sinne von "sich mit Liebe jemandem hinwenden".

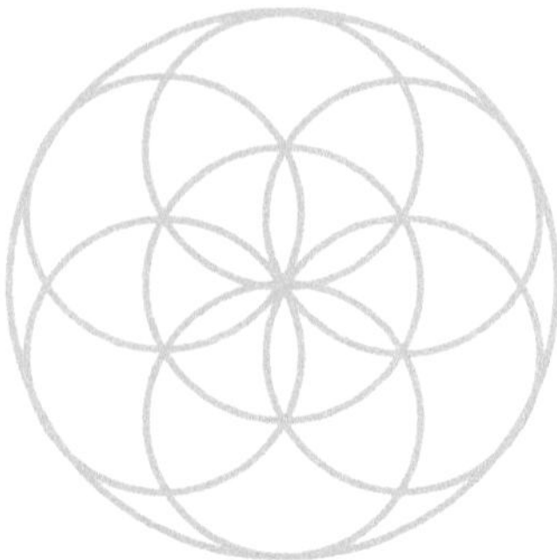

Symbolisch könnte hierfür der Samen des Lebens stehen, dessen sieben innere Kreise die kosmischen Gesetze im Kern repräsentieren auf denen alles aufbaut und dessen äußere Hülle alles zusammenhält und bewahrt. Ohne Liebe und Fürsorge, ohne Achtsamkeit und Zuwendung würde alles auseinander fallen.

Wem sollten wir unsere Achtsamkeit und Zuwendung schenken: uns Selbst, unserem Körper, unserer Gesundheit, unseren Liebsten, unseren Haustieren, unserem Zuhause, ... Um wen sollten wir uns "kümmern": unsere Mitmenschen, die Kinder, die Tiere, alles Lebendige, die Natur, ...

Leider finden wir für das englische Wort 'care' keine passende deutsche Entsprechung. Sich fürsorglich kümmern hat nicht denselben Tiefgang. Mit Liebe zuwenden ist auch nur ein Teilaspekt dessen, was im Wort 'care' mitschwingt. Es geht darum sich mit Hingabe für etwas einzusetzen, das einem lieb und zum Wohle des Lebens ist.

„Wenn's mich nicht kümmert, ..“

was in uns, um uns herum und in der Welt geschieht, dann sind wir ignorant. Wir setzen uns nicht für das Leben in all seinen verschiedenen Formen ein und erlauben, daß Dinge geschehen, die unter Umständen lebensfeindlich und zerstörend sind.

Konkrete Anwendung

Als Individuum

Indem wir fortwährend unsere Gedanken und Gefühle reflektieren, schaffen wir den Nährboden um selbst-fürsorglich, in Selbstliebe und selbstverantwortlich unser Leben zu gestalten.

In der Familie

Wenn uns unsere Familie am Herzen liegt, versuchen wir ein harmonisches und liebevolles Ambiente zu erschaffen. Wir nehmen unsere Kinder in den Arm. Wir hören uns gegenseitig aufmerksam zu. Wir finden heraus wo es Probleme gibt, gehen diesen auf den Grund und versuchen sie gemeinsam zu lösen. Wir respektieren uns gegenseitig. Wir versorgen unsere Familie und uns selbst mit allem was wir brauchen. Wir handeln zum Wohle aller Familien-Mitglieder.

Für die Gesellschaft & Menschheit

Die Gesellschaft formt sich aus den einzelnen Individuen und Familien. Nach unseren Liebsten sollte uns jeder Mensch und jedes fühlende Wesen, vor allem die Wehrlosen und Schutzbefohlenen am Herzen liegen.

Um eine bessere, menschenwürdigere Welt schaffen zu können, müssen wir zunächst bei uns beginnen, dann unseren Fürsorge-Raum auf die Familie ausdehnen und schließlich alle Menschen und fühlenden Wesen miteinbeziehen. D.h. nicht, sich um jeden aufopfernd zu kümmern, sondern sich dort zu engagieren und aktiv zu werden, wo es mit den persönlichen Begabungen und Kenntnissen am Einfachsten fällt. Das, wozu wir innerlich gerufen sind.

Bevor wir jedoch gesellschaftlich eine Veränderung / Verbesserung bewirken können, müssen wir zunächst einen Überblick darüber gewinnen, was eigentlich geschieht und was eventuell aus dem Ruder gelaufen ist. Dazu ist es unabdinglich auch das

"Dunkle" und Böse in der Welt zu betrachten. Nur wenn wir wissen wo die Leichen im Keller begraben sind, nur wenn wir die Ursachen und das Warum weitgehend verstanden haben, können wir für Klarheit und Ordnung sorgen. Nur wenn wir uns der 'Box'[n] bewusst werden in der wir aufgewachsen sind und leben, können wir daraus aussteigen und gedanklich Neues entwickeln.

Indem wir das Negative ignorieren und es nicht anschauen, verstärken wir die Ignoranz – nicht sehen, nicht hören und nicht sprechen wollen – und erlauben dem Negativen sich weiter ungehindert auszubreiten, wie ein Parasit, der sich fernab des Sichtbaren im Dunkeln der Eingeweide vermehrt. Damit sich das "Dunkle" und Böse wandeln, bzw. seine Ausbreitung gestoppt werden kann, müssen wir unser Licht hineinbringen. Zunächst indem wir die verletzten und fragmentierten Anteile von uns selbst beleuchten und dann jene in der Gesellschaft und der Welt offen ansprechen. Nur so können wir konstruktiv einwirken und aus der Dualität wieder in die Polarität und in das Schöpfungsgleichgewicht / die Einheit kommen.

Das scheint im Widerspruch zu der esoterischen Lehre zu stehen, daß wir dem, dem wir unsere Aufmerksamkeit schenken, Energie geben und dies verstärken würden, weswegen nicht wenige Menschen vom "Negativen" nichts wissen wollen und sich ausschließlich mit "Positivem" beschäftigen.[o]

Jede ordentliche Hausfrau würde diesem widersprechen. Wenn sie ihren Blick nur auf die schönen Bilder an der Wand lenkt oder die Räume einfach nur heimelig dekoriert, während sie den Staub am Boden ignoriert und sich nicht mehr um die Reinigung des Hauses kümmert, würde sie irgendwann im Dreck stehen, trotz der wunderbaren Dekoration. Auch jeder Gärtner kann davon ein Lied singen. Um etwas neues anzubauen, muss er zunächst das Stück Land inspizieren und schauen, was da eigentlich wächst und

---

n Matrix, Beschränkungen, Überzeugungen, Prägungen, .. durch die Gesellschaft und das Umfeld.

o Siehe Ausführungen in Kapitel *Das Gesetz der Schwingung* (S.102)

wuchert. Er wird auswählen, was stehen bleiben soll und was umgegraben und gejätet gehört, bevor er säen und pflanzen kann. Wir müssen also erst das Angebrannte am Boden des Topfes abkratzen und beseitigen, bevor wir darin wieder eine leckere Suppe kochen können.

Wir brauchen also beides: den Blick in die Vergangenheit zu den Ursachen dessen, was den Mißstand hervorgerufen hat und die Vision für die Zukunft, um mittels des generativen Prinzips bewusst und konstruktiv handeln und erschaffen zu können.

Das "Dunkle" muss erkannt und in seine Schranken verwiesen werden, damit wir mit 'Liebe_schafft' eine Verbesserung in der Welt bewirken und diese kreativ gestalten können. Nur so entsteht wieder Platz für das wahre Menschsein.

Integration der Kosmischen Gesetze

Die 3-dimensionale Lemniskate

(Übung aus dem ergänzenden Begleitheft)

Um Dich nun mit Deinem ganzen Sein und Körper auf die Kosmischen Gesetze einzulassen, laden wir Dich zu folgender Übung ein. Nimm eine stehende aufrechte Position ein, stelle die Füße leicht hüftbreit auseinander und lenke Deine Aufmerksamkeit zunächst auf Deine Fußsohlen. Stell Dir vor Du könntest über diese ein und aus atmen. Spüre den Kontakt zum Boden und lass Dich von ihm tragen. Dann führe, während Du die vorgeschlagenen Affirmationen zu den einzelnen Kosmischen Gesetzen durchgehst, mit Deinen Armen eine 8-er Bewegung vor Deinem Körper durch: (1) vertikal – von unten nach oben und von oben nach unten, um die Verbindung zwischen dem Irdischen und dem Himmlischen, dem Materiellen und dem Spirituellen zu stärken; (2) horizontal – von links nach rechts und von rechts nach links; um die männlichen und weiblichen Energien in Dir in einen harmonischen Fluss zu bringen; (3) horizontal – von vorne nach hinten und von hinten nach vorne, um die Weisheit der Vergangenheit genauso zu nutzen, wie die Visionen der Zukunft. Diese liegende Acht (∞) kannst Du mit den Armen nur vor Deinem Körper ausführen, Dir aber gleichzeitig denken, daß sie vor und hinter Dir entlangläuft, oder Du machst einfach eine Achterbewegung mit Deinem Becken. – Wiederhole in jede Richtung so oft, wie Dein Körper sich nach dieser Bewegung sehnt und bis Du das Gefühl hast in Fluss gekommen zu sein.

- **Gesetz der Geistigkeit.** Alles entsteht im Geiste.
  OHNE 8-ER BEWEGUNG
  Setze Dir eine Intention, z.Bsp. „Ich bin in meinem Sein verankert und Ruhe in mir selbst.“ oder „Ich finde zu neuer Kraft und Lebendigkeit“ oder ... was immer Du heute für Dich brauchst oder wünschst.
- **Gesetz der Entsprechung.**
  Wie oben so unten. Wie innen so außen.
  AB JETZT MIT DER BEWEGUNG IN ALLE 3 RICHTUNGEN
  „Das Gleichgewicht, das bei dieser Übung in meinen Feldern initiiert wird, breitet sich sowohl im Innen als auch im Außen aus. Die Bewegungen nach links & rechts, nach vorne & hinten, nach oben & unten entsprechen sich.“
- **Gesetz der Schwingung.** Alles ist Schwingung.
  „In jeder meiner Zellen gibt es einen göttlichen Kern, um den die Energien kreisen.“ – In dieser Übung stellst Du als ganzer Mensch diesen Kern dar.
- **Gesetz der Polarität.** Alles ist zweifach.
  „Zwischen den Polen der weiblichen & männlichen Körperseite (links und rechts), zwischen Zukunft & Vergangenheit (vorne und hinten) und zwischen der Anbindung an das Spirituelle und das Materielle (oben und unten) spannt sich mein Leben auf.“
- **Gesetz des Rhythmus.** Alles ist zyklisch.
  „Bei jeder Bewegung atme ich ein und aus und verbinde die Pole in einem gleichmäßigen Rhythmus.“

- **Gesetz von Ursache und Wirkung.**
  „Ich gleiche Ungleichgewichte und Dissonanzen in meinem Feld aus, damit die Zukunft sich ausgeglichen und kraftvoll gestaltet."
- **Gesetz des Geschlechts.**
  VORRANGIG LINKS-RECHTS-BEWEGUNGEN
  „Meine weiblichen und männlichen Qualitäten, links und rechts[p], kreieren auf allen Ebenen meines Seins gemeinsam; im Gehirn, in meinem Herzen und über meinen Körper."
- **Das generative Prinzip.**
  BEIDE HÄNDE MITTIG AUF DIE BRUST LEGEN
  „In meinem Herzen halte ich inne, spüre wie die Kraft meiner Essenz sich in mir ausbreitet und mein ganzes Sein erfüllt. Sie motiviert mich jeden Tag von Neuem."

Formuliere die Sätze so um, daß sie für Dich stimmig sind.

---

p Da wir jetzt auf der Körperebene sind, und nicht mehr im Gehirn, entspricht links dem Weiblichen und rechts dem Männlichen (außer bei Linkshändern). Schlussendlich aber egal, da wir ja beide Seiten mit der Bewegung bedienen.

9
Gesetz der Polarität - Vertiefung

Brauchen wir den Krieg, um Frieden zu schaffen? Müssen wir Leid erfahren, um Freude leben zu können?

Um diese Fragen beantworten zu können, müssen wir tiefer in den Unterschied von Polarität ≠ Dualität[a] eintauchen. Schauen wir uns zunächst die allgemein gültige Wortdefinition von Polarität an: „Verhältnis zweier einander bedingender Gegensätze zueinander." Dies geht konform mit der philosophischen Auslegung im Kapitel *Das Gesetz der Polarität* (S.109), zu der noch zusätzlich die Gleichwertigkeit der Pole hinzukommt.

Polarität: Das Eine kann nicht ohne das Andere existieren (Kriterium P1, bedingend) und das Eine ist das jeweils ergänzende gleichwertige (Kriterium P2) Gespiegelte / Gegenteilige vom Anderen.

P1 – bedingend/ergänzend
P2 - gleichwertig

Dualität: Es ist entweder das Eine oder das Andere (Kriterium D1, ausschließend), wobei das Eine das ungleichwertige (Kriterium D2) Gegenteil vom Anderen ist.

D1 – ausschließend
D2 - ungleichwertig

Oft wird Dualität nicht von Polarität differenziert und in Diskussionen die Parallele mit den im Kapitel *Das Gesetz der Polarität* beschriebenen physikalischen Phänomenen (z.Bsp. von heiß

---

a Für dieses Kapitel danken wir besonders der gedanklich-geistigen Vorarbeit von Armin Risi.

& kalt) gemacht. Es wird postuliert, daß die beiden "Pole" auf einer Skala, wie z.Bsp. einem Thermometer, mit einem Schieber verbunden sind. Beide sind gegensätzlich und gleichwertig, d.h. sie beziehen sich auf ein und dasselbe, nämlich die Dimension der Temperatur. Sie sind aber weder ergänzend noch bedingend. Es muss nicht erst "kalt" werden, damit es wieder "warm" werden kann und umgekehrt.

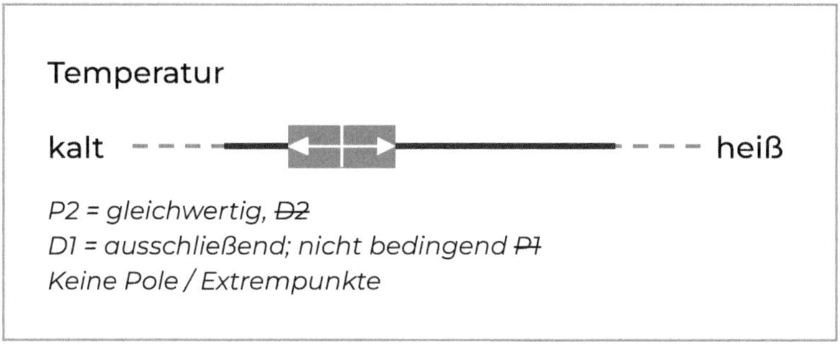

Abb. 23: Temperatur

Missgedeutete Polaritäten

Liebe / Hass

Hass ist die Abwesenheit von Liebe. Doch ist Liebe mehr als die Abwesenheit von Hass (D2). Nur weil wir z.Bsp. einen Menschen nicht hassen, heißt das nicht, daß wir ihn automatisch lieben, geschweige denn ihn heiraten würden. Aber wenn wir jemanden lieben, können wir ihn nicht gleichzeitig hassen (D1), selbst wenn wir nicht mit jedem seiner Verhalten einverstanden sind. Es ist also entweder das Eine oder das Andere.

Gedanklicher Exkurs: Könnte es sein, daß Menschen die hassen, nie erfahren haben, wie es ist geliebt zu sein? Wäre es möglich, daß sie sogar Angst vor der Liebe haben? Kann es sein, dass wenn ein Mensch einen anderen hasst, er sich eigentlich im tiefsten Inneren nach dessen Liebe sehnst?

In Fall von Liebe und Hass hätten wir eine Skala an dessen einen Ende der Hass steht und am anderen die Liebe. Mit einem Schieber könnte man durchaus vom Hass (Zustand getrennt vom Göttlichen, außerhalb des Schöpfungsgleichgewichts) über einen neutralen Zustand zurück in die Liebe (eins mit dem Göttlichen, im Schöpfungsgleichgewicht) finden. Doch gibt es im Gegensatz zum Beispiel der Temperatur hier keine übergeordnete Einheit. Es liegt also keine Gleichwertigkeit vor. Liebe und Hass befinden sich in unterschiedlichen Dimensionen. Der eine im Getrennt-Sein, und der andere im Verbunden- / Einssein. Die Skala mit dem Schieber weist lediglich einen Weg zwischen Hass und Liebe.

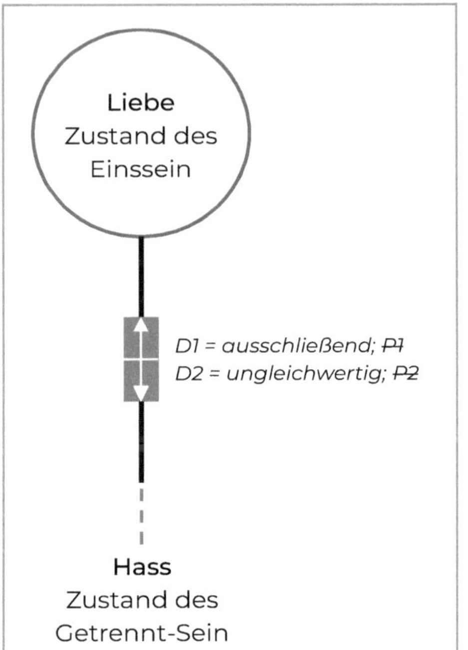

Abb. 24: Dualität - Hass und Liebe

Halten wir fest: Hass ist ein Mangel an Liebe, aber Liebe nicht einfach ein Mangel an Hass. Diese beiden Extreme sind zwar gegensätzliche Pole, doch sind sie nicht gleichwertig und bedingen sich nicht. Sie stellen somit eine Dualität dar.

Dasselbe gilt für **Treue / Verrat**. Wir brauchen nicht erst verraten werden, um Treue zu entwickeln. Verrat ist definitiv das Fehlen von Treue, doch Treue ist mehr als nur die Abwesenheit von Verrat.

Liebe und Treue sind Tugenden, die wir aus der Verbindung mit der Quelle und dem Göttlichen kennen. Sie existieren in uns. Wir können sie einfach so leben, ohne das Gegenteil davon erfahren haben zu müssen. Wir brauchen nicht erst verletzt zu werden, um heil sein zu können. Wir kennen den heilen Zustand aus uns selbst heraus.

Fazit: Wir brauchen nicht erst hassen oder gehasst werden, um lieben zu können oder geliebt zu werden. Wir brauchen nicht erst die Erfahrung von Hass machen, um zu wissen was Liebe ist. In der Fortführung bedeutet das, daß wir nicht erst Leid und "Dunkles" erfahren müssen, um unseres Lichtes bewusst zu werden.

Licht / Dunkel

Auch bei Licht und Dunkel wird oftmals das oben beschriebene Model mit dem Schieber zitiert. Es ist ebenfalls eine Verwechslung mit physikalischen Phänomenen. Hier wird fälschlicherweise das Licht mit dem Hellen des Tages, also der Helligkeit, und das Dunkel mit der Dunkelheit der Nacht assoziiert. Doch Licht und Dunkel sind nicht Tag und Nacht, und schon gar nicht die Pole von Mittag und Mitternacht, Sonnenhochstand und -tiefstand.

Aus spiritueller Sicht braucht das Licht das Dunkle nicht, um zu sein (D1). Licht ist definitiv mehr als die Abwesenheit des Dunklen (D2). Das Dunkle entsteht durch die Abwendung vom Licht.

Das Licht erschafft das Dunkle nicht. Das Dunkle, oder auch Unlichte genannt, entsteht erst, wenn Wesen dieser Schöpfung sich durch ihre Entscheidungsfreiheit und Willenskraft ("freien Willen") vom Licht abwenden, in dieser und anderen Dimensionen. Licht steht hier sinnbildlich für das Göttliche, die Liebe, die göttliche Ordnung und die Ganzheit. Aus dem Dunklen heraus kann kein Licht entstehen. Das Dunkle ist das Fehlen von Licht. Im übertragenen Sinne: "Ist die Kerze ausgeblasen, sitzen wir im Dunkeln und brauchen Unterstützung, einen zündenden Funken, damit diese sich wieder entzündet und leuchtet." Wer im (spirituellen) Dunklen ist, kann die Bedeutung von Licht nicht erfassen. So wie derjenige, der keine Liebe erfahren hat, nicht weiß, wie sie sich anfühlt. Das Licht und das Dunkle (Unlicht) sind eine Dualität.

Sinnbildlich betrachtet sehen wir den Schatten unseres Körpers auch erst, wenn wir uns vom Sonnenlicht abwenden. Im Irdischen entsteht Schatten durch die Kombination von Licht, das auf Materie und somit einen Widerstand trifft. Das Licht an sich existiert für sich. Die Sonne leuchtet unabhängig von der Anzahl der Objekte auf die ihr Licht scheint. Weder Objekte, noch der Schatten (das Dunkel) bedingen das Leuchten der Sonne.

Frieden / Krieg

Polarität oder Dualität? Wären die beiden ein Paar der Polarität, würden sie sich gegenseitig bedingen, was bedeuten würde, daß Krieg Frieden schafft und Frieden Krieg brächte. Wir wären somit in einer sich ständig wiederholenden Schleife von friedlichen und kriegerischen Epochen gefangen, so wie wir ständig den Rhythmus von Tag und Nacht durchlaufen. Nach den Anschlägen von 9/11 hieß es: „Wir brauchen den Krieg, um in Afghanistan Frieden zu schaffen.“ Solche und andere Selbstrechtfertigungen stammen aus dem deistischen Weltbild (S.73).

Krieg und Frieden sind zwar Gegensätze, sind aber weder gleichwertig (~~P2~~, also ungleichwertig D2), noch bedingen sie sich gegenseitig (~~P1~~, also ausschließend D1). Sie stellen eine Dualität dar. Frieden ist der göttliche Zustand des Schöpfungsgleichgewichts von Geben und Bekommen; zwischen den Menschen und auch zwischen Mensch und Natur.

Fazit: Wir brauchen den Krieg nicht um in Frieden zu leben.

Gut / Böse

Das Böse ist das Fehlen vom Guten, doch sind gute Taten immer mehr als die Abwesenheit von bösen (D2). Schlechte Taten kann man als Teil einer Wiedergutmachung mit guten ausgleichen. Gute Taten brauchen nicht ausgeglichen zu werden. Wären gut und böse eine Polarität müsste mit jedem Guten das wir tun auch etwas gleichwertig Böses geschaffen werden (D1). Gut und Böse sind somit eine Dualität.

Gedanklicher Exkurs: Neutral zu sein und sich nicht zu kümmern, ist per se keine aktive böse Handlung, bringt aber nicht unbedingt etwas Gutes. Im Gegenteil: mit einem Nichthandeln lassen wir unter Umständen böse Taten anderer durchgehen.

Dualitäten, die fälschlicherweise als Polaritäten beschrieben werden, dienen leicht dazu bestimmte Taten moralisch zu rechtfertigen. Politiker ordnen an, in einem Land Krieg zu führen, um angeblich Frieden zu bringen. Dazu lassen sie auch andere Menschen töten, die sich ihnen in den Weg stellen, oder auch gar nichts damit zu tun haben. Im Namen des Friedens, oder wie früher während der Kreuzzüge, im Namen der Liebe Gottes, begehen sie etwas Böses. Letztendlich handelt es sich hier um moralischen Relativismus. Was gut und böse ist, wird je nach Situation unterschiedlich ausgelegt. „Der Zweck heiligt die Mittel."

Wie sich gut und böse definiert wird in den nächsten Kapiteln noch weiter ausgeführt (S.184).

Wahrheit / Lüge

Die Wahrheit braucht die Lüge nicht. Die Wahrheit ist mehr als die Abwesenheit von Lügen. Wenn wir die Wahrheit sagen, können wir nicht gleichzeitig lügen (D1). Die Wahrheit existiert für sich selbst, wie das Licht. Halbwahrheiten sind Lügen, doch halbe Lügen sind keine Wahrheit (D2).

Einheit / Trennung

Die Einheit existiert für sich, jenseits der Trennung. Wir müssen nicht erst die Erfahrung des Getrennt-Seins machen, um in der Einheit, der Verbundenheit mit dem Göttlichen, aus der wir kommen leben zu können. Wir dürfen uns nur wieder daran erinnern.

All dies sind Dualitäten und beschreiben einen Zustand des Getrennt-Seins.

Dualität durch ein Zuviel oder ein Zuwenig

Abgespaltene Extreme

Eine solche Spaltung entsteht durch Einseitigkeit, indem wir uns nur einem der beiden Pole zuwenden, anstatt in einem Gleichgewicht zwischen beiden zu leben.

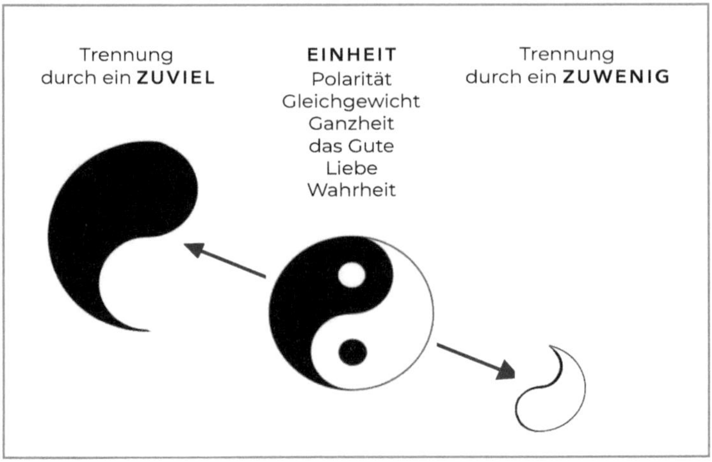

Abb. 25: Dualität - gespaltene Extreme

In nachfolgender Tabelle haben wir diverse Beispiele für Dualitäten durch ein Zuviel und ein Zuwenig aufgelistet. In der Mitte ist der ausgeglichenen Zustand in der Einheit mit seinen Polaritäten zu finden. Die Auflistung soll zu weiteren Reflexionen anregen.

Bekannt ist dieses Phänomen von Zuviel und Zuwenig auch in der Traditionellen Chinesischen Medizin, die jedem inneren Ungleichgewicht immer entweder eine Fülle oder eine Leere zuordnet. Im ersten Fall ist etwas zu viel da, im zweiten Fall von etwas zu wenig. Eine Leere betrifft dabei immer die Ressourcen des Organismus wie die Essenz, Qi, Blut oder Körperflüssigkeiten. Bei einer Fülle hingegen sind pathologische, störende Substanzen oder Faktoren im Übermaß vorhanden. In beiden Fällen ist der Mensch nicht bei voller Gesundheit.

ZUVIEL **DUALITÄT**	**GLEICHGEWICHT DES LEBENS** Polarität	**ZUWENIG** **DUALITÄT**
Super Reiche Wenige haben fast alles.	NATÜRLICHE FÜLLE Geben ∞ Empfangen	Armut Viele haben fast gar nichts.
Rigidität Alles ist erstarrt.	ENTFALTUNG Struktur ∞ Agilität	Formlosigkeit Alles verläuft im Sand.
Ich tue immer das, was ich will. Ich halte mich an keinen Rahmen.	FREIHEIT Rahmen ∞ Autonomie kosmische Gesetze ∞ "freier Wille"	Ich brauche für alles Regeln / eine Erlaubnis. Ich weiß nicht was ich will.
Hyperaktivität Burnout	GESUNDHEIT Bewegung ∞ Ruhe	Apathie Depression
Endloses Wachstum	LEBENSZYKLUS Entstehen ∞ Vergehen	Destruktion Implosion
Verschwendung	GESUNDER SELBSTWERT Großzügigkeit ∞ Sparsamkeit	Abstinenz
EGO nur für mich Die anderen sind nicht wichtig.	GESUNDES SELBST Ich ∞ Miteinander Individuum ∞ Kollektiv	ego nur für die anderen Ich bin nicht wichtig.
Herrscher dominieren	SOUVERÄNITÄT führen ∞ sich führen lassen	Sklave gehorchen
Täter übermächtig angreifen	EIGENE KRAFT / MACHT aktiv handeln ∞ bewusst nicht agieren verteidigen ∞ ausweichen	Opfer ohnmächtig, über sich ergehen lassen

Abb. 26: Tabelle – Gleichgewicht des Lebens

Bedeutung des Unterschieds Polarität ≠ Dualität

Wir leben in einer Welt der Polarität, in der Dualität aufgrund des "freien Willens" möglich ist. Dies betrifft sowohl die materiell-grobstoffliche Ebene, als auch die geistig-feinstofflichen, "höheren" Dimensionen.

Anhand des "freien Willens" haben wir in jedem Moment die Möglichkeit aus dem Schöpfungsgleichgewicht heraus zu treten und uns von unserer Mitte und der Einheit ab-, bzw. dieser wieder zu zu wenden. Wir haben die Wahl uns vom Licht zu entfernen und uns ins Dunkle zu begeben, oder in Verbindung mit dem Göttlichen zu bleiben. Mit jedem Gedanken und jeder Tat von Neuem: Handeln wir aus Liebe, sind wir im Einklang mit der Schöpfung und fördern damit das Leben. Sind wir voller Hass, Unsicherheit und fehlt es uns an Vertrauen, dann sind wir innerlich gespalten und tragen Disharmonie oder sogar Zerstörerisches zum Leben bei.

Wenn wir vorsätzlich etwas tun, das gegen ein fühlendes Wesen gerichtet ist, dann handeln wir nicht aus unsere göttlichen Mitte heraus, sondern willkürlich.[b]

Wir können also schlussfolgern, daß das Böse eine möglich erfahrbare Realität in unserer Welt ist, doch diese nicht unabdingbar notwendig ist. Wir können im Licht bleiben, bzw. uns immer wieder neu dafür entscheiden. Krieg, Hass, Lüge, Täuschung, Manipulation, etc. sind keine Notwendigkeiten, lediglich (Wahl-)Möglichkeiten in dieser Welt. Solange sich Menschen zu willkürlichen Handlungen hinreißen lassen, wird es das Böse geben.

Ein häufiges Gegenargument

„Ohne Gegensätze keine Entwicklung." Dieser Einwand wird oft angeführt, um eine missverstandene Polarität, die aber wie wir

---

b Willkür: Handeln nach ausschließlich subjektivem Ermessen und nach eigenen Interessen unter rücksichtsloser Anwendung der Macht und unter Missachtung der Rechte anderer.

erklärt haben eine Dualität ist, zu rechtfertigen. Es ist richtig, daß es Gegensätze und die Spannung zwischen zwei Polen zur Entwicklung braucht. Doch sind das eben die gleichwertigen Gegensätze der Polarität und nicht die ungleichwertigen, sich gegenseitig ausschließenden Gegensätze der Dualität. Harmonie und Frieden bedeuten nicht Stillstand und das Ende aller Entwicklung, sondern sind eher der Schlüssel zu Entfaltung und einem florierenden Leben. Das Gute existiert aus sich selbst heraus und benötigt keine Zuviel- oder Zuwenig-Einseitigkeiten und Extreme.

Uns muss also nicht erst Böses und Leidvolles geschehen oder angetan werden, damit wir uns entfalten und wachsen können. – Selbstverständlich lernen wir aus jeder Situation etwas, doch hätte es vielleicht einen schmerzfreien und einfacheren Weg gegeben. – Im Gegenteil, ein Kind, das nie verletzt wurde, ist lebendiger, hat eine intakte Intuition und ist im Kontakt mit seinem Wahren Selbst geblieben. Es kann sein Potential voll und ganz entdecken und ausleben.

Fazit

Die Polarität unterscheidet sich von der Dualität dadurch, daß die Polarität durch ihr lebendiges Gleichgewicht immer lebensfördernd[c] und -erhaltend ist, während die Dualität blockiert und lebenszerstörend wirkt.

---

c Als lebensfördernd gilt, was dem natürlichen Fluß im heilen Zyklus der Elemente entspricht (Rad der fünf Wandlungsphase, TCM), wozu auch der natürliche Tod gehört. Im Gegensatz zu destruktiv, künstlich / absichtlich zerstörend.

10

Gesetz von Ursache & Wirkung - Vertiefung

In diesem Kapitel werden wir das Gesetz von Ursache und Wirkung vertiefen und betrachten, wie sich dieses konkret auf unser Leben auswirkt.

Das Gesetz der Kausalität verbirgt sich auch hinter folgenden Entsprechungen:

- „Die Wirkung folgt unweigerlich der Ursache."
- „Für jede Aktion gibt es eine gleiche und entgegengesetzte Reaktion."
- „Die Energie, die Du aussendest, ist die Energie, die Du anziehst.", sogenanntes "Gesetz der Anziehung"
- „Wie Du denkst, fühlst und handelst - so bist Du."
- „Wie es in den Wald hinein ruft, so schallt es wieder heraus."
- „Du erntest, was Du gesät hast."
- „Was Du nicht willst, das man Dir tue, das tue einem anderen auch nicht!", Tobit 4,15
- „Was Du selbst nicht wünschst, das tue auch nicht anderen Menschen an.", Konfuzius, Gespräche 15,23

Prädestination & "freier Wille"

Jede Ursache hat ihre Wirkung. Jede Wirkung hat ihre Ursache. Alles geschieht gemäß dieser Gesetzmäßigkeit.

Diejenigen, die mit dem Gesetz von Ursache und Wirkung nicht vertraut sind, sehen in den Wirkungen, also das, was einem im Leben geschieht, oft eine Vorsehung, Bestimmung, göttliche Prüfung oder ein unabänderliches Schicksal, wie wir es im Monotheismus und Deismus vorfinden (siehe Kapitel 6 *Weltsichten*, S.65).

Mit unserem "freien Willen" können wir jedoch das sogenannte "Schicksal" oder den Lauf des "Rad des Karma" ändern, indem wir nicht mehr im Affekt oder Reflex reagieren, sondern bewusst und reflektiert handeln, und somit eine neue andere Wirkung erschaffen. Wir sind nicht verpflichtet, das Gleiche immer und immer wieder zu erleben.

Das Auftreten einer Situation mag zwar vorherbestimmt sein, aber nicht wie wir in dieser handeln.

Das Treffen auf einen Menschen, mit dem wir noch etwas zu klären haben, bzw. das Auftreten einer Situation durch die wir wieder etwas in Ordnung bringen könnten, sind als Wirkung auf vorangegangene Ursachen vorherbestimmt, – aber nicht, wie wir uns schlussendlich in dieser Situation verhalten. Lassen wir uns von alten Verletzungen, Widerständen und Mustern unbewusst leiten, oder entscheiden und agieren wir bewusst aus unserer Mitte heraus?

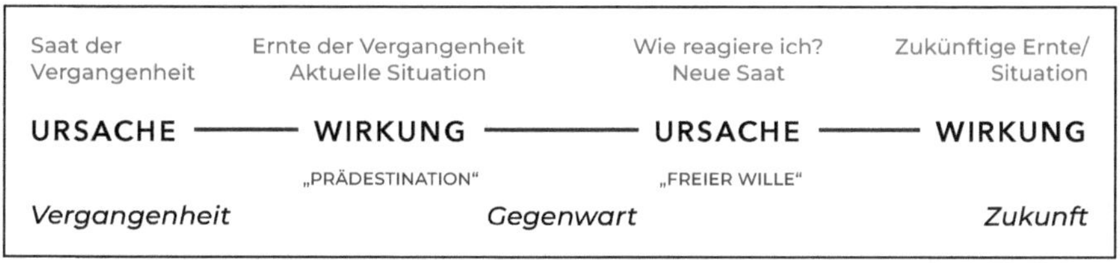

Abb. 27: Prädestination & "Freier Wille"

Ebenso kommen Situationen oder neue Menschen in unser Leben, als Konsequenz von innerer Transformation, gedanklicher Umorientierung oder Wünschen, die wir ins Feld gestellt haben. Auch diese Begegnungen sind gewissermaßen vorherbestimmt. Ob wir das Angebot nach Wachstum oder die neue Freundschaft dann schlussendlich annehmen oder ablehnen, können wir selbst frei entscheiden.

Beispiel

Einem Menschen, mit dem wir im Zwist sind, werden wir solange immer wieder begegnen, bis wir uns entscheiden, nicht mehr nach demselben Muster weiter zu zanken, sondern das Ursprungsthema zu beleuchten und in innere Heilung zu bringen. Entweder verändert sich daraufhin die Beziehung, oder unsere Wege kreuzen sich nicht mehr. Manchmal liefert uns die Synchronizität des Lebens noch eine vage letzte Begegnung, damit wir konkret erfahren können, daß wir gar nicht mehr so auf diesen Menschen reagieren wie zuvor. Thema erledigt.

Würden wir diese Beziehung lediglich abbrechen, ohne zu hinterleuchten, was zu dieser verkorksten Geschichte geführt hat, würden wir solange ähnlichen Partnern oder Menschen mit ähnlichen Verhaltensmustern begegnen, bis wir das Thema bei uns geklärt haben. Eventuell laufen wir diese Klärungsschlaufe, die eigentlich einer Wendeltreppe gleicht, mehrmals, bis alle limitierenden Themen zwischen uns und diesem Menschen und seiner Seele, bzw. die Problematik der ursächlichen Situation gelöst sind.

Wer keine Ahnung von diesem kosmischen Gesetz von Ursache und Wirkung hat, wird sich vielleicht müßig darüber äußern, womöglich beschweren oder jammern, daß ihm immer wieder die gleichen Dinge widerfahren. Er bewegt sich, oftmals ohnmächtig oder sich als Opfer empfindend, in einer Wiederholungsschleife, ähnlich dem Film *Und täglich grüßt das Murmeltier.* Aus dieser Schleife kann er erst aussteigen, wenn er diese sich wiederholenden Situationen/Themen erkennt und unter die Lupe nimmt.

Multiple Ursachen

Auch wenn die Ursache-Wirkungskette singulär-linear zu sein scheint (1 Ursache → 1 Wirkung), führen in der Regel immer mehrere Ursachen zu einer Wirkung (Zustand oder Situation), was die Suche nach der / den Ursachen und dem Warum etwas verkompliziert. Um unsere volle Macht und Kraft zur Veränderung nutzen zu können, ist beim Aufstöbern der Ursachen ein vielschichtiges und multidimensionales Denken gefragt. Hierzu dient das folgende Schaubild. Gehen wir zum leichteren Verständnis zwei Beispiele durch.

Beispiel Erwachsener

Situation in der Gegenwart

Jeden Abend kommt Peter mit Kopfschmerzen nachhause. Er könnte jetzt, wie die Abende zuvor, einfach ein Schmerzmittel nehmen und die Symptome ignorieren. Dies würde jedoch für die Zukunft keine Veränderung bringen. Er ginge den **Weg der Wiederholung**.

Sein Körper wird ihm jedoch weiterhin Signale senden, solange bis er darauf reagiert und sich entscheidet das Thema anzugehen, oder eine von außen erwirkte Veränderung (Scheidung, Jobwechsel, Umzug, Tod eines nahestehenden Menschen, ..) dazu führt, dass der ursächliche Konflikt behoben ist und somit die Symptome verschwinden. Doch möchte er wirklich darauf warten?

Neuer Weg: Wenn Peter auf seine Körpersignale hört und selbstverantwortlich handeln möchte, wird er, mit oder ohne einer Schmerztablette, beginnen die Situation zu analysieren und sich auf die Suche nach den Ursachen zu machen.

Mögliche Ursachen 1. Grades

Körperlich

Trinkt Peter tagsüber vielleicht zu wenig und ist am Abend dehydriert? Macht er untertags genügend Pausen und gönnt sich ausreichend Erholung oder ist er überarbeitet? Sitzt er den ganzen Tag unbeweglich verkrampft vor dem Bildschirm und achtet nicht auf seine Atmung? Ist er vielleicht irgendwelchen Dämpfen ausgesetzt von denen er nichts weiß? Nimmt er seine körperlichen Bedürfnisse überhaupt wahr? Und wenn ja, wieso übergeht er diese?

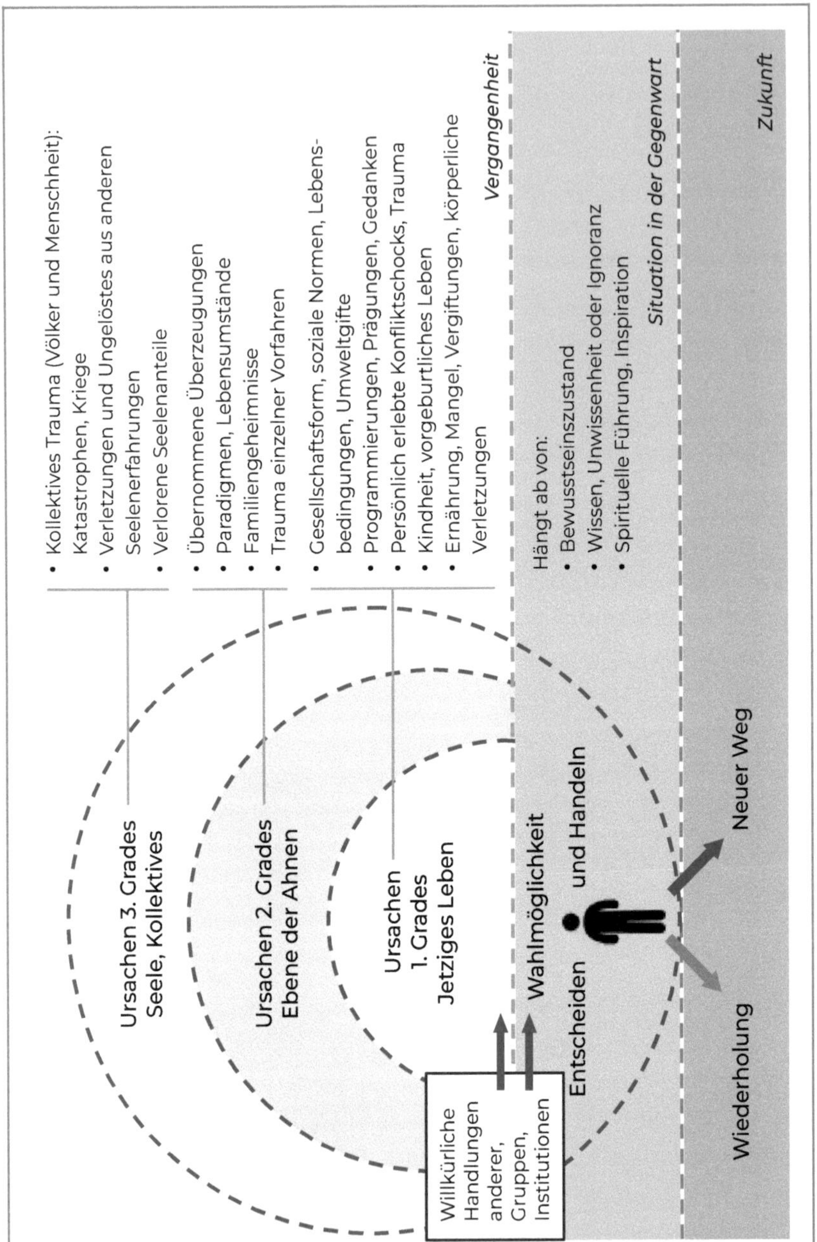

Abb. 28: Multiple Ursachen

Mit diesen Erkenntnissen kann Peter bereits Veränderungen in seinem Leben initiieren und, falls die Symptome anhalten, weiter-graben. Hatte er früher schon mal solche Schmerzen? Wann und unter welchen Bedingungen sind diese damals aufgetreten? Gibt es Ähnlichkeiten zur aktuellen Situation? – So kann sich Peter von einer möglichen Ursache zur nächsten zurück hangeln, bis alle Ebenen beleuchtet und der Knoten vollständig gelöst ist.

Auf dieser Ebene, den Körper betreffend, könnte z.Bsp. die eigentliche Ursache sein, daß Peter in seiner Kindheit nur zu bestimmten Zeiten (nicht vor und nicht zum Essen, nicht während der Schulstunden, nicht vor dem ins Bett gehen, usw.) trinken durfte, wodurch er die Fähigkeit seinen Körper wahrzunehmen und im Alltag auf sein Durstempfinden hören zu können, nicht entwickeln konnte. Das kann er nun neu erlernen / trainieren und somit eine Veränderung seines gesundheitlichen Zustandes herbeiführen.

Doch was, wenn die Ursache nicht auf der körperlichen Ebene zu finden ist?

Beziehungsebene

Wem begegnet Peter jeden Tag erneut im Geschäft? Gibt es einen Kollegen mit dem er einen (latenten) Konflikt hat? Kommt er mit seinem Vorgesetzten zurecht? Hat sein Körper evtl. in einem anderen Job, oder mit anderen Autoritäten schon mal so reagiert?

Doch vielleicht ist die Ursache gar nicht im Arbeitsleben zu finden, sondern die Kopfschmerzen entstehen durch den Gedanken, am Abend wieder nach Hause in eine konfliktbeladene oder schwierige Partnerschaft, Familien- oder Wohnsituation zurückkehren zu müssen.

Auch die Beziehung zu sich selbst ist zu betrachten. Setzt Peter sich z.Bsp. durch seine hohen Anforderungen an sich selbst, oder mit seinem Verlangen nach Ansehen und Respekt, zu sehr unter Druck?

Mögliche Ursachen 2. Grades

Je nach Ergebnis der Gegenwartsanalyse beginnt nun die Ursachenforschung in den dahinter liegenden Ebenen. Peter kann sich erinnern, daß ihm seine Mutter erzählte, daß ihr Vater (also sein Großvater) auch immer Kopfschmerzen am Abend hatte. Ist er noch am Leben, kann Peter ihn dazu befragen. Allein schon ein Gespräch zu suchen, kann heilsam sein. Ist der Großvater schon verstorben, kann Peter über eine innere Reise, eine kinesiologische oder Hypnose-Sitzung, eine Aufstellung oder über andere Ahnenarbeit an diese Informationen gelangen und das Ursprungsproblem auf der Ebene der Ahnen und somit auch für sich lösen.

Doch vielleicht ist auch auf dieser Ebene der Ahnen nichts zu finden, oder die Kopfschmerzen treten in abgeschwächter Form immer noch auf. Dann geht das Forschen nach der Ursache auf Seelenebene weiter.

Mögliche Ursachen 3. Grades

Ist es möglich, daß Peter eine ähnlich belastende Situation wie diese in einer anderen Zeit-Raum-Dimension schon mal erlebt hat und es dort noch Ungeklärtes oder Unausgesprochenes gibt, eventuell sogar ein Seelenanteil von ihm zurück zu holen ist?[a] Geht es um "damals" unterdrückte und nicht empfundene Emotionen oder Überzeugungen, die ihm im hier jetzt Kopfschmerzen bereiten? Hat es mit der aktuellen Lebenssituation zu tun, oder mit der Seele eines anderen, der er hier nochmals erneut begegnet und den "alten" inneren Konflikt neu aufflammen lässt? – Auch hier kann über innere Reisen, Reinkarnationstherapie, Kinesiologie, Hypnose, Geistheilen, mehrdimensional wirkende Osteopathie, schamanische, mediale oder Seelenarbeit, etc. die entsprechende

---

a So die schamanische Ausdrucksweise und Erklärung. Es kann auch einfach von zurückgebliebenen, eingefrorenen oder eingekapselten Energie- / Kraftanteilen gesprochen werden, die das Feld blockieren und wieder gelöst und somit zur Verfügung gestellt werden sollen.

blockierte Erinnerung gelöst und somit die Ursache der Kopfschmerzen beseitigt werden. Der Wege gibt es viele.

Es gibt immer eine Lösung, auch wenn sie sich nicht gleich auf Anhieb zeigt.

Beispiel Kind

Ein Kleinkind ist krank. Anstatt nur das Symptom zu behandeln (unterdrücken), sollten die Ursachen so umfassend wie möglich beleuchtet werden. Dafür müssen auch die beiden Eltern in die Betrachtung mit einbezogen werden, denn diese sind ausschlaggebend dafür, in welchem Umfeld das Kind aufwächst, welche Nahrung es zu sich nimmt, wie es behandelt wird und was ihm über die Eltern bei der Zeugung und während der Schwangerschaft mitgegeben wurde. Die Eltern sind verantwortlich für das Kind und haben eine Mitverantwortung an seinem gesundheitlichen Zustand.

! Achtung: nicht Schuld ! Schuld trägt nur, wer etwas mit Absicht oder aus Ignoranz heraus tut; z.Bsp. seinem Kind wissend um die schädliche Wirkung diverser Getränke und Nahrungsmittel diese dennoch zum Verzehr geben oder dem Kind anderweitig willentlich Schaden zufügen (schlagen, brüllen, emotionale und körperliche Grundbedürfnisse des Kindes ignorieren, ...). Dazu mehr in Kapitel 13 (S.170). Derjenige trägt Schuld, der obwohl das Wissen vorhanden und das eigene Fehlverhalten erkannt ist, sein Verhalten trotzdem nicht ändert und immer wieder auslebt.

Gleichzeitig können die Eltern niemals die volle Verantwortung für den Zustand ihres Kindes inne haben, weil das Kind seine ganz eigene Art hat, Situationen wahrzunehmen und innerlich darauf zu reagieren. Was das eine Kind als traumatisch empfindet, kann ein anderes viel gelassener sehen; je nach dem mit welchem Basisvertrauen es von Geburt an ausgestattet ist. Zudem bringt jedes Kind andere unverarbeitete Ahnengeschichten, als die Eltern oder seine Geschwister, mit in sein Leben und kommt mit eigenen Seelenverletzungen und "karmischen" Belastungen, die nicht unbedingt etwas mit den Eltern zu tun haben müssen. Immer öfter werden von einer ankommenden Seele Eltern gewählt, die die Kraft und Stärke haben, das Kind in der Aufarbeitung zu begleiten und es in sein Potential zu führen.

In unserem Schaubild würden also unten anstatt des einen Männchens beide Eltern zusammen mit dem Kind stehen, – zumindest solange, bis das Kind ab etwa 14 Jahren eigenverantwortlich denken und entscheiden kann, aber auf jeden Fall ausnahmslos die ersten 7 Jahre. Die Eltern sind im Jetzt voll dafür verantwortlich, wie mit dieser Situation umgegangen wird und was sie im Leben des Kindes ändern werden. Je älter das Kind, umso mehr Wahl- und Entscheidungsmöglichkeiten sollten die Eltern bieten, um ihr Kind auf diese Weise in die eigene Souveränität und Selbstverantwortung zu führen. Beispiel: Anstatt einen bestimmten Therapeuten selbst heraus zu suchen, oder eine spezielle Ernährung vorzuschreiben, können 2-3 verschiedene vor-selektierte Therapeuten oder Ansätze angeboten werden. So wird dem Kind, seinem Alter und seinen Fähigkeiten entsprechend, ein Rahmen gegeben, in dem es frei wählen kann. Ebenso ist es wichtig seine Meinung und Vorschläge mit einzubeziehen. Auch das Kind hat eine innere Führung und "weiß". Idealerweise findet sich ein Weg, der für Eltern und Kind stimmig ist. Doch schlussendlich obliegt die letzte Entscheidung bei den Eltern.

Dies verlangt von den Eltern über den bisherigen Tellerrand zu blicken und sich auch, vor allem wenn es um "Krankheiten" geht, anderen weniger herkömmlichen Wegen zu zu wenden.[b]

Willkürliche Handlungen[c]

Jeder Mensch kann in jedem Moment entscheiden, ob er etwas lebensförderndes oder schädigendes tut. Sind Menschen innerlich

---

b Die Universalbiologie als auch die Psychosomatik können beim Aufdecken der Ursachen von Krankheits-Symptomen dienlich sein.

c Siehe Abb. 28 Multiple Ursachen

fragmentiert, dissoziiert und von ihrer wahren Natur entfernt, können ihre Handlungen anderen Schaden zufügen, ohne daß sie sich darüber bewusst sind. Andere wiederum handeln mit Absicht aus Rache oder Verletztheit heraus. Beides initiiert eine neue negative Ursache-Wirkung-Kette. Im Umkehrschluß bedeutet das, daß wir willkürlich angegangen werden können, ohne daß es eine Ursache unsererseits auf einer der 3 Ebenen zu klären gäbe. Wie wir mit der willkürlichen Handlung umgehen, ob wir uns zu affektiven Reaktionen hinreißen lassen und uns somit verstricken, oder ob wir in unserer Mitte bleiben, bestimmt den weiteren Verlauf.

Warum können wir dennoch in eine solche Situation geraten? Ein Grund dafür könnte sein, daß wir eine innere Warnung überhört und nicht auf unsere Intuition gehört haben. Wir hätten vermutlich unsere Präsenz in diesem Geschehen vermeiden können, wären wir achtsamer gewesen und hätten z.Bsp. einen anderen Weg gewählt, uns nicht in ein Gespräch verwickeln lassen, etwas nicht gesagt, etc..

Fazit

Damit unser Leben in Fluss kommt, ist es unabdingbar die Ursachen für problematische Situationen aufzudecken und uns neu auszurichten. Tritt etwas Willkürliches ein, bestimmt unsere Reife und unsere Bewusstheit über den weiteren Verlauf. Nur wenn wir nicht in Resonanz gehen und souverän bleiben, kann sich die Situation gleich wieder lösen.

11
Bewusstsein und Trinität

Bewusstsein / Bewusstheit

Bewusst, bewusster, ..

Was ist Bewusstsein? Wie definiert sich Bewusstheit? Und können wir unser Bewusstsein überhaupt erweitern?

Wie in so vielen anderen Gebieten auch, herrscht hier ein begriffliches Verständnis-Durcheinander, welches wir als erstes versuchen zu lichten. Zunächst sehen wir uns den Begriff 'bewusst' an:

1. absichtlich, gewollt, willentlich; sich bewusst für etwas einsetzen.
2. klar erkennend, geistig wach, wissend; sich einer Sache sehr bewusst sein.
3. ins klare, wache vorgedrungen; etwas ist nicht mehr im Unterbewusstsein.

Bewusstheit

ist das sich daraus bildende Hauptwort. Es wird bei *dwds.de* als das 'Sichbewusstsein' also 'sich etwas bewusst zu sein' definiert, während *duden.de* von 'das Wahrgenommen- und Geleitet-sein durch das klare Bewusstsein' spricht. Beides deutet auf ein klares Denken und Handeln aus Achtsamkeit hin.

Beispiel

- die Bewusstheit einer Handlung
- mit Bewusstheit handelnde Menschen
- ein Mensch von hoher Bewusstheit

Meine Bewusstheit kann ich also erweitern, festigen, verändern, daran wirken und arbeiten. Es ist die Fähigkeit, Muster und Bedeutungen in Bezug auf Ereignisse zu erkennen, die sowohl in uns selbst als auch in dem Umfeld, in dem wir uns bewegen und agieren, auftreten. Es ist die Fähigkeit wahrzunehmen, was geschehen ist und was geschieht; was war und was ist (auch Wahrheit genannt, siehe *Wahrheit und Wahrnehmung* in Kapitel 4 S.47). Wir haben einen Überblick und sind uns verschiedenster Aspekte bewusst. Je weiter unsere Bewusstheit sich entfaltet, umso mehr Informationen auf umso mehr Ebenen (grobstofflich und feinstofflich) können wir wahrnehmen und verarbeiten.

Bewusstsein

Die Endung -sein (unregelmäßiges Verb) beschreibt einen bestimmten Zustand, Lage, Befinden, oder stellt jemandes Besitz dar oder substantiviert als: Leben / Dasein, das Sein.

Bewusstsein wird vielfältig verwendet, als ..

- **Geisteszustand:** Gesamtheit der politischen, philosophischen, religiösen, künstlerischen oder ähnlichen Überzeugungen, die von einem Menschen bewusst vertreten werden.
- **Körperlicher Zustand** von geistiger Klarheit, d.h. volle Herrschaft über seine Sinne haben, bei Besinnung sein. Im Gegensatz zu ohnmächtig sein – wieder bei Bewusstsein sein.
- **Psychologisch:** Gesamtheit aller jener psychischen Vorgänge, durch die sich der Mensch der Außenwelt und seiner selbst bewusst wird. – Entspräche eigentlich nach obiger Definition der Bewusstheit.
- **Körperbewusstsein:** die Summe der im Körper gespeicherten Erfahrungen / Erinnerungen mit seiner ihm inne wohnenden Weisheit / göttlichen Intelligenz. Im Gegensatz dazu: Ich bin mir der Vorgänge in meinem Körper bewusst, was einer Bewusstheit über den eigenen Körper gleich käme.

- **Seelenbewusstsein:** auf Seelenebene gespeicherte Erfahrungen aus anderen Zeit-Raum-Dimensionen, die den Körper und Verstand, als auch Verhaltensweisen prägen. – Im Gegensatz dazu: Sind wir uns der Existenz einer Seele bewusst, so wäre dies wieder die Bewusstheit.
- **Kollektives Bewusstsein:** der gesellschaftliche Geisteszustand und Wissensstand; dessen worüber die Mitglieder einer Gesellschaft sich bewusst sind, Bewusstheit haben und geprägt werden.

Doch ist Bewusstsein nicht noch etwas Größeres?

Alles ist Bewusstsein.

Hier ist ein allumfassendes Bewusstsein gemeint, das Bewusstsein des Göttlichen, als eine Art göttliche Instanz oder Intelligenz, die alles weiß und alles steuert. Es ist ein unabänderlicher Seins-Zustand, der von uns nicht bearbeitbar ist und der sich nicht auf Worte und Gedanken reduzieren lässt. Dieses absolute Bewusstsein lässt sich nicht erweitern. Es ist einfach.[a]

Alles hat ein Bewusstsein.

Pflanzen, Tiere, Menschen, etc. haben ein Bewusstsein. Den einzelnen Pflanzenarten wird ein Wesen, ein Geistwesen zugesprochen. Tiere haben ein Gruppenbewusstsein. Jeder Mensch hat ein individuelles Bewusstsein, eine ihm inne wohnende göttliche Intelligenz / Instanz, Weisheit oder Gottesfunke. Nach dem Gesetz der Entsprechung hat jedes menschliche Individuum, jede Pflanzen- oder Tiergruppe ein Bewusstsein und ist gleichzeitig und "gleichräumig" Teil des absoluten Bewusstseins und somit angebunden, d.h. in Kommunikation mit diesem.

Wir haben also ein individuelles Bewusstsein und sind Teil des allumfassenden Bewusstseins, auch wenn wir uns dessen nicht bewusst sind. Über Bewusstheit können wir mit dem individuellen,

---

a Manche Lehren vertreten die Meinung, daß das Bewusstsein sich immer weiter entwickeln und wachsen würde. Wäre es dann noch absolut?

aber auch dem allumfassenden Bewusstsein in Kontakt treten und uns darauf ausrichten, aber ändern können wir dies nicht. Es ist.

Wie kommen wir nun zu mehr Bewusstheit? Hier kann uns das, was wir Dreiheit oder Trinität nennen weiterhelfen.

Trinität und ihre Ausdrucksformen

Dreiheit als Einheit

Das folgende Bild zeigt den keltischen Dreiheits-Knoten, auch Triquetra genannt. Dieser Begriff stammt aus dem Lateinischen und bedeutet "Dreispitz". Es gibt viele verschiedene Auslegungen der Triquetra, doch lassen sie sich alle auf einen gemeinsamen Nenner bringen: die Dreiheit bildet eine Einheit und in gewisser Weise die Fortführung der Polarität.

Im frühchristlichen Verständnis referenziert das Symbol den Vater, den Sohn und den Heiligen Geist. Bei den Naturvölkern sieht man im Dreiheits-Knoten die drei inhärenten weiblichen Kräfte: Mädchen, Mutter, Großmutter. Im Germanisch-Nordischen sind es die 3 Nornen, die von der Stunde unserer Geburt bis zum letzten Atemzug die Fäden in der Hand haben und das Schicksal aller Wesen weben. Sie werden neuzeitlich auch mit der Vergangenheit, der Gegenwart und der Zukunft in Verbindung gebracht. Aus ganzheitlicher Sicht setzt sich der Mensch aus der Dreiheit Körper, Geist und Seele zusammen. Im Psychologischen spricht man von der Dreiheit des Es, Ich und Über-Ich.

Dreiheit als Fortführung der Polarität

In einer Familie wird sie durch Vater, Mutter, Kind dargestellt. Nur durch das Zusammenwirken der Polaritäten von Mann und Weib kann ein Knabe / Mädchen entstehen.

GEIST - GEDANKEN [1]
Essenz & schöpferische Kraft
Inspirator [2]: männliches Prinzip, göttlicher Vater
Alles existiert zuerst in Gedanken.

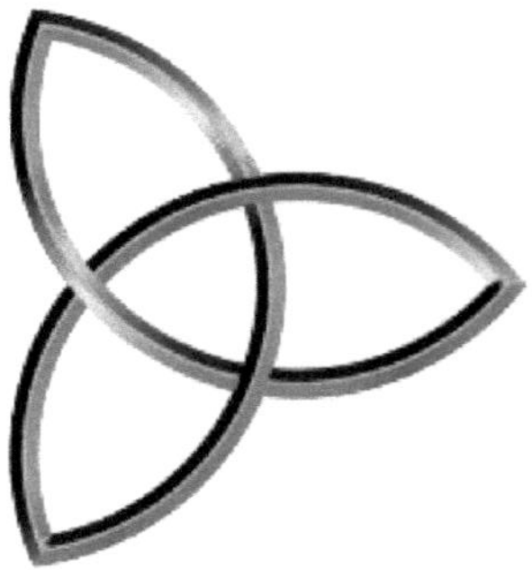

SEELE - GEFÜHLE
Erzeugerin [3]: weibliches Prinzip,
göttliche Mutter [4]
innerer Ausdruck

KÖRPER – TAT / RESULTAT
Schöpfung: das Kind
äußerer Ausdruck

[1] Mit Absicht verwenden wir hier das Wort 'mental' nicht, das denselben Stamm hat wie ‚mentire' = lügen, also einen Zustand der Trennung zwischen den beiden Hemisphären beschreibt, anstatt eine göttliche Anbindung.
[2] Inspirare, aus dem Lateinischen: hineinblasen, einhauchen, göttlich einatmen. Odem.
[3] Generare, aus dem Lateinischen: zeugen, hervorbringen.
[4] Im Katholizismus als "Heiliger Geist" bezeichnet.

Abb. 29: Triquetra

Exkurs: Christlich-religiöse Trinität

In der christlich-religiösen Auslegung wurde das weiblich-göttliche Prinzip durch ein zusätzliches männliches Prinzip, einen "Geist", ersetzt. Welcher war / ist das? Könnte es sein, daß das Weibliche eventuell von "dunklen" Mächten gekapert und verdreht wurde, woraufhin die Weiblichkeit, die Schöpferin allen Lebens, so in Verruf kam und als schandhaft abgetan wurde? Doch ist dieses Weibliche nicht genau jene Kraft, um hier in der Materie mit Liebe etwas bewegen und erschaffen zu können und so konkret etwas in die Welt zu bringen?

Eine Trinität entsteht an sich durch ein gleich bedeutsames "Eltern"paar, aus männlichen und weiblichen Kräften, aus denen ein Drittes, ein Resultat hervorgeht.

Beispiel

Unsere Gedanken sind der Ursprung, – die männliche Schöpferkraft –, die mit der weiblichen Kreativität, den Gefühlen und Motivation, eine Verbindung eingeht. Aus dieser entsteht ein "Kind", nämlich die Handlung, welche zu den Manifestationen in unserem Leben führen. Ohne das weibliche Prinzip würden wir in andauernden Geistesschleifen und Planungen steckenbleiben ohne etwas zu erschaffen. Wir würden nur diskutieren und lamentieren, und kämen doch irgendwie nie zu Potte. Ohne das Weibliche, ohne die Liebe für das Leben, ohne das generative Prinzip bliebe jegliche Veränderung und Wachstum im Leben aus, sowie ohne klaren Geist auch nur "Müll" entstehen würde. Nur ein beseelter Gedanke (Idee) führt zu einer Kreation (Manifestation).

Körper - Geist - Seele

Wir werden im Bezug auf Bewusstsein die Trinität von Körper, Geist und Seele weiter erläutern. Wenn wir dieser drei Aspekte unseres Menschseins bewusst sind und sie immer wieder aufeinander ausrichten, kommen wir in Einklang mit uns Selbst. Wir leben unsere Integrität und Schöpferkraft.

EBENE	MÄNNLICHES PRINZIP	WEIBLICHES PRINZIP	ERGEBNIS / "KIND"
Im Absoluten	Bewusstsein des Ursprungs, Inspirator	Schöpfungskraft des Ursprungs, Erzeugerin	Schöpfung
Prinzipien	Kosmische Gesetze	"Freier Wille"	Leben und schöpfen in Bewusstheit
Mensch	Geist	Seele	Körper
	Gedanken (Idee / Intention)	Gefühle (Motivation)	Handlungen (Resultat)
Hemisphären	Links (Intellekt)	Rechts (Intuition)	Intelligenz
Mann / Weib	Samenzelle	Eizelle	Zygote → Embryo ...

Abb. 30: Tabelle – Erklärung der Triquetra

Dieser Zustand wird auch häufig als "Einheitsbewusstsein" ('Unity Consciousness') bezeichnet. Wir sind uns der Einheit mit dem allumfassenden Bewusstsein bewusst und bilden selbst eine Bewusstseins-Einheit. Dies ist die ideale Voraussetzung, um unsere Bewusstheit weiter erweitern zu können und um unsere Schöpferkraft effektiv in Einsatz zu bringen. Alle drei Aspekte sind von Bedeutung. Vernachlässigen wir einen, oder sogar zwei, kommen wir in einen Zustand des Ungleichgewichts und in Dissonanz, die früher oder später zu einem Zustand der Trennung führt.

Wenn wir in Gedanken / im Geist klar und unseren Gefühlen / im Seelischen heil sind, dann können wir über unsere Handlungen ausgerichtet auf die Kosmischen Gesetze Magisches in der Welt bewirken. Das Göttliche, der göttliche Wille, kann durch uns hindurch wirken.

Kohärenz der 3 Körper

Bewusst in der Einheit sein

Der Mensch befindet sich im "Einheitsbewusstsein", wenn die drei Dan Tien (Energiezentren des Körpers) kohärent miteinander kommunizieren. Diese Energiezentren liegen mittig im Inneren unseres Körpers im Unterleib, im Brustraum und im Kopf und stehen mit den 3 energetischen Basiskörpern (Äther-, Emotional-, Mental-Körper)[b] in Verbindung. Sie sind tieferliegende Energiezentren im Vergleich zu den Chakren, die jeweils außen vorne und hinten am Körper vorzufinden sind.

Der emotionale Dan Tien im Brustkorb zusammen mit dem Herzen sind der Generator für unser elektromagnetisches Feld und unser gesamtes Sein. Von dort kommen Liebe, Begeisterung und Motivation. Nur dank seiner Kraft kann die in einem ausgeglichenen Gehirn (Ebene des geistig-spirituellen Dan Tien) empfan-

---

b Äther-, Emotional-, Mental-Körper wurden im Kapitel *Prägungen aus energetischer Sicht* (S. 44) erläutert.

gene Inspiration zu einem kreativen Impuls umgewandelt werden, der dann den Körper mit seiner Kraftzentrale im untersten körperlichen Dan Tien in Umsetzung, Aktion und Handlung bringt.

Ein schlecht funktionierendes Gehirn verhindert die Aktivierung der Herzenskraft, weswegen in der Konsequenz das generative Prinzip nicht wirken kann. Es führt zu Apathie, Untätigkeit und Trägheit. Die Kommunikation und Signal-Übertragung zwischen den 3 Zentren ist gestört. Der Sinn des Lebens und unseres Seins ist nicht erfassbar.

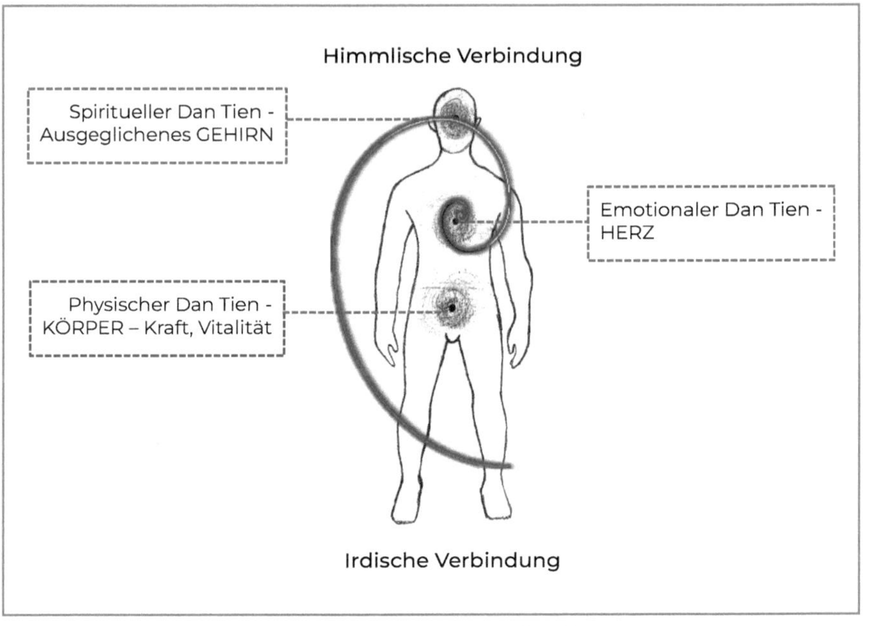

Abb. 31: Dan Tien - Kohärenz der drei Körper

Ein "ausgeglichenes" Gehirn, dessen beide Hemisphären fließend miteinander kommunizieren, kann göttliche Inspirationen (aus dem Quanten- / Nullpunktfeld / der Quelle / ...) leicht empfangen und ist in der Lage, alle Informationen auf natürliche Weise zu analysieren und zusammenzufassen. Entscheidungen und Handlungsoptionen können dann bewusst getroffen und dementsprechend der Körper zur Umsetzung aktiviert werden.

Anmerkung

Es sei hier angemerkt, daß unsere Gefühle, die wir durch eine physiologische Reaktion unseres Körpers spüren, in Wechselwirkung mit unseren Gedanken und umgekehrt stehen. Sie beeinflussen sich gegenseitig. Auch unsere Körperhaltung beeinflusst unser Denken, so wie unser Denken Einfluss auf unsere Körperhaltung hat.

12
Ausdrucksformen der Schöpferkraft

In diesem Kapitel beschreiben wir die grundlegenden Ausdrucksformen durch die sich das erkennbare Wirken der kosmischen Gesetze und unserer Schöpferkraft, sowohl im Konstruktiven als auch im Destruktiven, im menschlichen Leben manifestiert.

Ob wir uns dessen bewusst sind oder nicht.
Wir erschaffen immer!

Zerstörende Ausdrucksform der Schöpferkraft

Das erkennbare Wirken der kosmischen Gesetze im menschlichen Leben manifestiert sich in fünf grundlegenden Ausdrucksformen, von denen drei auf individueller Ebene und zwei in der Gesellschaft auftreten. Zunächst betrachten wir die zerstörende Ausdrucksform, die von der breiten Masse der größtenteils unbewussten Menschen so gelebt und ins kollektive Feld gestellt wird.

Der destruktive Schöpfungsprozess in der Übersicht

Ausdruck	**Konstruktiv** / Positiv	**Zerstörend** / Negativ
GENERATIVE KRAFT Mit der der Mensch erschafft.		**ANGST** Zustand des Mangels
INITIIERENDER AUSDRUCK Das, was dadurch im Menschen entsteht.		**IGNORANZ** Ablehnung der Suche nach Wahrheit

Ausdruck	**Konstruktiv** / Positiv	**Zerstörend** / Negativ
INNERER AUSDRUCK Das, was im Menschen vor sich geht.		**KONFUSION** Innere Anarchie Ohne Führung Niemand zuhause
ÄUSSERER AUSDRUCK Was in der Gesellschaft geschieht.		**KONTROLLE** Äußere Regierung Totalitarismus Diktatur Faschismus
MANIFESTATION Das Ergebnis, das sich im Außen zeigt.		**CHAOS KAKOPHONIE** Das manifestierte Böse

Abb. 32: Tabelle - Schöpferkraft, zerstörende Ausdrucksform

Generative Kraft – Der Antrieb, mit dem der Mensch erschafft.

ANGST ist die Kraft, die uns zusammenzieht und uns dazu bringt, uns vor dem Leben zu verschließen. Sie blockiert unsere Fähigkeit zu Denken und uns weiterzuentwickeln.

Der Torus, das elektromagnetisches Feld des Menschen, der vom Herzen (Generator) erzeugt wird, ist im Zustand der Angst sehr viel kleiner und enger um den Körper herum, als in einem Zustand der Geborgenheit, Liebe und des Vertrauens.

Initiierender Ausdruck – Was dadurch im Menschen entsteht.

IGNORANZ ist der negative Aspekt des initiierenden Ausdrucks. Es ist die Ablehnung der Suche nach Wahrheit. Unwissenheit beeinflusst die Qualität unseres Lebens negativ, da sie unseren Entscheidungsprozess einschränkt. Im Extremfall leben wir neben uns selbst stehend, sind wie hypnotisiert und funktionieren nur ohne es zu merken. Ein solcher Mensch ist nicht mehr in der Lage selbstständig zu denken. Sein Gehirn funktioniert nur noch auf

"Autopilot", basierend auf alten Programmierungen. Obwohl er glaubt selbst zu denken, wiederholt er größtenteils nur Bekanntes. Seine Wesen ist fragmentiert und seine Seele oftmals in Einzelteile zersplittert. Selbst wenn er wieder zu sich zurück finden wollte, kann er das in der Regel nicht ohne Impulse und Hilfe von außen.

Innerer Ausdruck – **Was im Menschen vor sich geht.**

KONFUSION, innere Leere und Anarchie (ohne innere Führung) ist der Geisteszustand, in dem der Mensch in Angst und Unwissenheit lebt. Die Verwirrung kann als ein von Sich getrennt sein betrachtet und als innere Zerrissenheit empfunden werden. Die Gedanken, Gefühle und Handlungen eines solchen Menschen stehen in ständigem Widerspruch zueinander. Er ist in sich inkohärent.

Äußerer Ausdruck – **Was in der Gesellschaft geschieht.**

KONTROLLE – Der destruktive Aspekt des äußeren Ausdrucks ist die Kontrolle. Wer Angst hat und in Unsicherheit lebt, sucht Führung und Halt im Außen, die scheinbar die Sicherheit gibt, die im Innen fehlt. Da keiner "zuhause" ist, kann niemand Verantwortung übernehmen, d.h. ein solcher Mensch gibt diese tendenziell nach Außen ab (Versicherungen, Krankenkassen, Wählen von Vertretern, etc.) und ist erleichtert, wenn er einfach nur versorgt wird. Gleichzeitig ist es so, daß, wenn jemand in der Angst lebt, ihm würde etwas passieren, zustoßen oder weggenommen werden, er selbst gerne die Kontrolle übernimmt und somit andere kontrolliert. Damit sind wir in einem gespaltenen Zustand (Dualität) von Zuviel an Kontrolle / Dominanz und Zuwenig, in Form von Ablehnung der Verantwortung, anstatt im Schöpfungsgleichgewicht der Selbstverantwortung.

Die durch Angst entstehende äußere Form von Kontrolle ebnet den Weg zu allen möglichen Arten des Machtmissbrauchs und führt somit zu Einschränkungen der Freiheit und der Autonomie des Einzelnen. Sie stellt sich ein, wenn eine Gesellschaft in Unwissenheit der kosmischen Gesetze lebt.

Manifestation – Das Ergebnis, das sich im Außen zeigt.

KAKOPHONIE[a] – Die negative Manifestation ist die Kakophonie, das Chaos oder das manifestierte Böse. Sie ist das genaue Gegenteil von dem, was die meisten Menschen behaupten zu wollen. Kakophonie ist das Ergebnis, wenn der Großteil der Menschheit in Angst lebt, seine eigene Kraft abgegeben hat und die Wahrheit ignoriert. Dies kommt einem realitätsfremden Zustand gleich. Im Endstadium finden wir hier die Kakistokratie[b].

Der einzige Weg, der aus der manifestierten Form des Chaos wieder hinaus führt, ist das Erkennen, Transformieren und Auflösen der Angst. Nur dann können wir Schritt für Schritt in den Prozess der konstruktiven Schöpfung übergehen und eine andere neue harmonische Welt erschaffen.

---

a Aus der Musik entlehnter Begriff, der sich auf die Tatsache bezieht, daß alles Schwingung ist. Kakophonie, vom griech. 'kakophōnía', von 'kakos' (schlecht) und 'phōnḗ' (Stimme, Klang), ist eine phonische Dissonanz in einer Musik oder einem Text.

b bezeichnet in der Politikwissenschaft eine Herrschaft der Schlechtesten. Von altgriechisch κάκιστος 'kákistos', am schlechtesten und altgriechisch κρατία 'kratia', Herrschaft. Ursprünglich wurde der Begriff als Antonym zu Aristokratie verwendet, der Herrschaft der Besten.

Lebensfördernde Ausdrucksform der Schöpferkraft

Nun wenden wir uns dem konstruktiven Schöpfungsprozess zu, den jeder bewusste Mensch auf seinem Entwicklungsweg immer intensiver leben wird und dessen Kraft ins kollektive Feld stellt.

Der konstruktive Schöpfungsprozess in der Übersicht

Ausdruck	**Konstruktiv** / Positiv	**Zerstörend** / Negativ
GENERATIVE KRAFT Mit der der Mensch erschafft.	**GEBORGENHEIT** Zustand von Liebe und Vertrauen	**ANGST** Zustand des Mangels
INITIIERENDER AUSDRUCK Das, was dadurch im Menschen entsteht.	**WISSEN** Suche nach und Akzeptanz der Wahrheit	**IGNORANZ** Ablehnung der Suche nach Wahrheit
INNERER AUSDRUCK Das, was im Menschen vor sich geht.	**SOUVERÄN** Innere Monarchie Der Archetyp des Königs	**KONFUSION** Innere Anarchie Ohne Führung Niemand zuhause
ÄUSSERER AUSDRUCK Was in der Gesellschaft geschieht.	**FREIHEIT** Struktur zum Wohl des Volkes Kosmische Gesetze stehen über allem	**KONTROLLE** Äußere Regierung Totalitarismus Diktatur Faschismus
MANIFESTATION Das Ergebnis, das sich im Außen zeigt.	**ORDNUNG** **HARMONIE** Das manifestierte Gute	**CHAOS** **KAKOPHONIE** Das manifestierte Böse

Abb. 33: Tabelle - Schöpferkraft und ihre Ausdrucksformen

Generative Kraft – Der Antrieb, mit dem der Mensch erschafft.

GEBORGENHEIT & LIEBE – Der innere Zustand der Geborgenheit ermöglicht es uns, in der bestmöglichen Ausgangsposition zu sein, um zu lernen und zu wachsen. Neugierig und entspannt begegnen wir dem Leben. Wir werden von Liebe und Vertrauen getragen und können uns für ein größeres Bewusstsein öffnen. Es ist in gewisser Weise ein Zustand der Unbeschwertheit und Sorglosigkeit. Dafür müssen jedoch zunächst die grundlegenden menschlichen Bedürfnisse erfüllt sein (Stufe 1-3 der Maslowschen Pyramide[26]).

Initiierender Ausdruck – Was dadurch im Menschen entsteht.

WISSEN ist der positive Aspekt des initiierenden Ausdrucks. Reflektieren, lernen, hinterfragen, Neues aufnehmen und sich immer weiter in Richtung der Wahrheit bewegen. Wissen beeinflusst die Qualität unseres Lebens positiv. Sie ist der Schlüssel, um in allen Bereichen bewusste Entscheidungen treffen zu können.

Innerer Ausdruck – Was sich im Menschen entwickelt.

SOUVERÄNITÄT – Als Bewusstseinszustand bedeutet Souveränität, daß der Mensch die drei Ebenen seines Seins (Körper, Geist, Seele) zu vereinen versteht, so daß es keinen Widerspruch zwischen seinen Gedanken, Gefühlen und Handlungen gibt. Er lebt in einem Zustand der Kohärenz. Er ist in sich eins.

Souverän leitet sich von dem lateinischen Adverb 'super': über, und dem lateinischen Substantiv 'regnum': Herrschaft / Kontrolle ab, und bedeutet 'derjenige, der über der Herrschaft oder Kontrolle eines anderen steht'. Ein Mensch ist also souverän, wenn er weder Untertan noch Sklave ist. Er ist der Monarch ('mon-': ein, 'archon': Herrscher), der alleinige Regent in seinem eigenen Reich. Diese innere Haltung wird durch den Archetyp des wahren, ausgeglichenen Königs repräsentiert.

Souverän sein bedeutet seine Gedanken, Gefühle und Handlungen reflektiv beobachten und bewusst steuern zu können. Es geht um Selbstverantwortung und Selbstbestimmung, d.h. sich seiner selbst bewusst zu sein und sein eigener Meister zu werden. Ein solcher Mensch ist bereit sein Potential zu leben. Er kann in seiner wahren Fülle und Kraft wirken.

Äußerer Ausdruck – Was in der Gesellschaft geschieht.

FREIHEIT – Der positive Aspekt des äußeren Ausdrucks in der Gesellschaft ist die Freiheit des Einzelnen. Es gibt keinen äußeren Herrscher (Einzelner oder Gruppe), der über andere bestimmt, dennoch gibt es einen Rahmen, Struktur und Regeln, die allen gleichermaßen dienen. Die kosmischen Gesetze und das Göttliche stehen über allem. Es gilt das Naturrecht und die Menschenrechte.[27] Wahre Freiheit für alle sollte als Ziel der spirituellen Entwicklung angesehen werden. Ein solcher Zustand kann sich nur dann manifestieren, wenn die Menschheit um die Kosmischen Gesetze weiß und sich an ihnen orientiert. Es werden Menschen wieder in Führungspositionen sein, die dafür qualifiziert sind und das Wohl des Ganzen im Sinn haben.

Die Freiheit des Menschen liegt nicht darin,
daß er tun kann, was er will, sondern
daß er nicht tun muß, was er nicht will.

Jean-Jacques Rousseau (1712 - 1778)

Manifestation – Das Ergebnis, das sich im Außen zeigt.

HARMONIE[c] – Die positive Manifestation ist die Harmonie, die harmonische göttliche Ordnung oder das manifestierte Gute. Sie repräsentiert alles, was die Menschen sagen, daß sie es wollen. Harmonie ist das Ergebnis, wenn der Großteil der Menschheit im Schöpfungsgleichgewicht, einem Zustand der Einheit, Liebe und

---

c Harmonie (griech. 'armonia', Regelmäßigkeit) bezeichnet die Übereinstimmung und Kohärenz der Teile eines Ganzen und spielt als Begriff bereits in der altgriechischen Philosophenschule der Pythagoräer im Sinne der Ordnung der Welt eine Rolle. Musikalisch ist Harmonie ein Wohlklang.

des Vertrauens ist. Dieser kann nur eintreten, wenn die Wahrheit (das was wirklich ist) als Realität akzeptiert wird, die Menschen sich der kosmischen Gesetze bewusst und mit sich Selbst in Einklang sind.

Der Weg zu einer harmonischen Ordnung geht nur über die Grundlage der Liebe und das Engagement eines jeden. Deswegen richte Dich täglich immer wieder neu aus: „Ich wähle die Liebe. Ich höre auf meine innere Stimme und vertraue meiner "höheren" Führung."

Liebe

umarmt und richtet auf
wärmt und heilt

setzt Grenzen jenem,
der von ihr abgekommen ist

spricht Wahrheit, schafft Ordnung
und nährt

bringt Schönheit und Harmonie
in die Welt.

13
Handeln in Unbewusstheit der kosmischen Gesetze

Gegen den gesunden Menschenverstand

Dieses Kapitel bringt uns zur Essenz und Basis dessen, was leben nach den kosmischen Gesetzen im Alltag ausmacht. Für viele wird dies zunächst absolut natürlich und selbstverständlich erscheinen. – „Hurra! Dein gesunder Menschenverstand funktioniert. Du hast Dir ein gesundes moralisches Verständnis erhalten." – Je weiter wir diese Essenz anhand von Beispielen untersuchen, umso mehr wird vermutlich auffallen, daß der Teufel im Detail sitzt und die Umsetzung doch nicht so selbstverständlich ist.

Verstöße gegen die göttliche Ordnung

Apophasis

Wir benutzen hier die Apophasis, ein Ausschlussverfahren, um die Essenz dessen zu extrahieren, was es ausmacht nach den kosmischen Gesetzen zu leben.

Die apophatische Untersuchung, von griechisch 'ἀπόφασις': Negieren oder Verneinen, ist eine logische Argumentationsmethode. Sie wird angewandt, wenn eine unbegrenzte Menge an Möglichkeiten zur Verfügung steht, etwas zu beschreiben, während durch den Ausschluss bekannter Negationen einfacher zu klaren Erkenntnissen gelangt werden kann. Es ist das Beschreiben einer Sache, indem man erklärt, was sie NICHT ist.

Aufzuzählen, welche Verhalten alle aus dem Verständnis der kosmischen Gesetzen und einem Leben in Bewusstheit dieser hervorgehen, wäre so endlos und weitreichend, daß es einfacher ist, zu erklären, welche Verhalten dies nicht sind.

Nach dem Gesetz der Polarität und den Analysen zur Differenzierung zur Dualität konnten wir schlussfolgern, daß

- Liebe viel mehr ist, als das Fehlen von Hass,
- das Gute viel mehr ist, als das Fehlen des Bösen,

weswegen es einfacher ist zu beschreiben, was den Hass, bzw. das Böse ausmacht.

Übertretungen

Nach dem Gesetz von Ursache und Wirkung, wäre es völlig logisch, daß wenn wir uns selbst keinen Schaden zufügen möchten oder uns in eine nachteilige Situation bringen wollen, wir keinem anderen schaden. Wir würden nach bestem Wissen und Gewissen handeln.

Tun wir das nicht, ignorieren wir die möglichen Konsequenzen eines solchen schädigenden Handelns für uns selbst und andere. Ein solch unverantwortliches Verhalten können wir als Übertretung, Missetat oder Fehlverhalten bezeichnen.

Diese sind in nachfolgender Tabelle in der linken Spalte dargestellt. Die rechte Spalte listet auf, was bei der entsprechenden Missetat geschädigt, bzw. gestohlen wird. Denn kurz gesagt stellt jede schädigende Handlung, zu der jemand in der Lage ist, eine Form von Diebstahl dar.

Schädliche Handlungen Missetaten/Fehlverhalten	**Diebstahl** von
Mord / Totschlag	Leben
Aggression* / Übergriff physisch, psychisch, energetisch	Integrität / körperliche** Unversehrtheit
Vergewaltigung Gegen den Willen eines Menschen ihn zu sexuellen Handlungen zu bringen.	Integrität des Körpers und der Intimsphäre
Diebstahl	Eigentum und rechtmäßiger Besitz
Unbefugtes Betreten von Haus & Hof Hausfriedensbruch, Abhören von Gesprächen, Abfangen und Weitergabe von Daten	Privatsphäre
Nötigung / Erpressung Jemanden durch Androhung von Gewalt oder üblen Konsequenzen zwingen, sich eines anderen Willen zu beugen.	"Freier Wille" Entscheidungsfreiheit
Lüge / Täuschung Verzerren / Vorenthalten der Wahrheit, die jemand verstehen muss, um eine informierte Entscheidung treffen zu können.	Zugang zu vollumfänglichen wahren Informationen

Abb. 34: Tabelle - Übertretungen

*Aggression

Körperlich: Hier kann es sich um direkte Angriffe, wie Schläge und vorsätzliche Verletzungen handeln, so wie auch um indirekte, versteckte, wie z.Bsp. über Giftstoffe (Fluor im Wasser, Chemikalien (Glysophat) in Nahrungsmitteln, ..), zu denen wir nicht ausreichend informiert wurden, weder befragt noch ein Einverständnis gegeben haben.

Psychisch: Anschreien, Herabsetzen, Erniedrigen, 'mobbing', 'gaslighting' [28], ...

Energetisch: elektromagnetische Wellen (Mobil-Funk, 'direct energy weapons', ..), Wettermanipulation durch HAARP, Skalar-wellen, aber auch Verwünschungen, Flüche, Schwarzmagie, ...

Alle psychischen und körperlichen Aggressionen schädigen immer auch auf energetischer Ebene. Ebenso haben energetische Ursachen einen direkten Einfluss auf Psyche und Körper.

Die Verletzung der elterlichen Pflichten, Vernachlässigung und das nicht Übernehmen der vollen Verantwortung für Ungeborene, Säuglinge, Kinder und Schutzbefohlene sind ebenso als Aggressionen zu betrachten, auch wenn in diesem Fall etwas unterlassen, also nicht getan wurde.

**Körper

schließt hier alle Energiekörper mit ein. Körper steht in diesem Kontext für das gesamte Wesen.

Wer ein Unrecht begeht, stiehlt immer die ein oder andere Art von Eigentum.

Ein Verstoß gegen die göttliche Ordnung oder eine unrechtmäßige Handlung hat stattgefunden, wenn ein Lebewesen verletzt oder sein Besitz / Eigentum geschädigt worden ist. Im Umkehrschluss ist jede Handlung, die keinen solchen Schaden verursacht, rechtens.

Die Menschheit erleidet derzeit einen kulturellen Zerfall und systemischen Freiheitsverlust unter anderem auch deswegen, weil sie den Begriff von Besitz und Eigentum nicht tiefgreifend versteht, weswegen die Menschen Diebstahl oftmals nicht erkennen, ihn tolerieren und sogar selbst begehen.

Besitz und Eigentum

Erst einmal möchten wir den Unterschied zwischen Besitz und Eigentum aufzeigen.

- Du bist der Eigentümer einer Sache, wenn Dir die Sache gehört. – Wenn Du Dein Fahrrad an Deinen Freund Tim verleihst, gehört das Fahrrad trotzdem noch Dir. Du bist der Eigentümer.
- Du bist der Besitzer einer Sache, wenn Du die Sache gerade real bei Dir hast und auf sie zugreifen kannst. – Tim ist also gerade der Besitzer, weil er Dein Fahrrad bei sich hat.
- Als Eigentümer darfst Du mit einer Sache alles machen, was Du willst. – Du darfst Dein Fahrrad in jeder beliebigen Farbe lackieren.
- Als Besitzer musst Du dagegen den Eigentümer um Erlaubnis fragen. – Dein Freund Tim darf das ohne Dein Einverständnis nicht tun.

Eigentum ist das Recht an einer Sache, während Besitz[29] eine Tatsache ist. Der Besitzer hat tatsächlich Einfluss auf eine Sache. Oft sind wir gleichzeitig Eigentümer und Besitzer. Wenn Du Dein Fahrrad selber fährst, bist Du sowohl Eigentümer als auch Besitzer des Fahrrads.

In unserem Kontext der Übertretungen charakterisieren folgende Kriterien Besitz / Eigentum, das gestohlen werden kann:

1. die Kontrolle über die Nutzung inne haben,
2. die Verantwortung für etwas tragen.

Wir gehen davon aus, daß der Besitz / das Eigentum rechtmäßig, d.h. ohne Fehlverhalten, erworben, erwirtschaftet, geliehen oder gemietet, bzw. geschenkt worden ist.

Beispiel: Stiehlt jemand ein Gemälde, das zuvor unredlich "erworben" worden war, so hatte der vorherige Besitzer schon keinen Anspruch darauf. Dennoch ist dieser zweite Diebstahl ebenso eine Missetat wie der unredliche Erwerb zuvor.

Nicht nur Gegenstände, sondern auch das eigene Leben, Menschenrechte und Freiheit sind eine Form von Eigentum. Sie sind ein göttliches Geburtsrecht. Der Körper eines Menschen ist sein Besitz. Sein Hund für den er verantwortlich ist und sein Haus und Garten, die er nutzt, sind sein Besitz, bzw. Eigentum. Auch sein Einkommen ist sein Eigentum, insofern er das aufrichtig, d.h. ohne Fehlverhalten, erwirtschaftet hat.[a]

Wie ist das mit Kindern?

Eltern besitzen ihre Kinder nicht. Kinder sind freie Menschen. Niemand kann einen anderen Menschen besitzen. Kinder sind nicht das Eigentum ihrer Eltern, und doch sind diese für ihre Schützlinge verantwortlich und dafür, daß diese vor jeglichem Diebstahl und Übergriff geschützt sind. Dasselbe gilt für Kindergärtner und Lehrer und andere Betreuende von Schutzbefohlenen (Kranke, Alte, "Behinderte", ...).

Beispiele

- Wenn ein Kind gezwungen wird, sich umarmen zu lassen oder von einem Familienmitglied oder Besuch der Familie gegen seinen Willen geküsst wird, so ist das ein Diebstahl der Integrität und ein Übergriff in die Intimsphäre des Kindes; auch wenn das bisher gesellschaftlich oder familiär so üblich und lieb gemeint war.

---

a Die Geldscheine und das Fiatgeld allerdings sind nur in unserem Besitz. Würde unser Einkommen in Silbertalern oder Goldmützen ausgezahlt, so wären diese unser Eigentum.

- Wenn ein Kind, wie in 2020/21 geschehen, dazu gezwungen wird eine Nasen-Mund-Maske zu tragen, ohne daß sich die Eltern, bzw. Lehrer vollumfänglich über die Hintergründe der "verpflichtenden Empfehlung" und die möglichen gesundheitlichen und psychischen Konsequenzen des Tragens einer solcher informiert haben, dann ist das ein Eingriff in den "freien Willen" des Kindes, ein Übergehen seines körperlichen Bedürfnisses nach freier Atmung und ein Übergriff auf seine körperliche Integrität. Ebenso ging die "Vorschrift" des Abstandhaltens zu anderen gesunden Kindern gegen das natürliche Bedürfnis nach Bewegung, Berührung und sozialem Kontakt. Beides führt zu einer Schädigung im Körperlichen und Psychischen des Kindes; wie der aktuelle Ansturm auf die Kinderpsychologen und die überfüllten Kinderpsychiatrien seither bis heute bestätigen.
- Wenn einem Kind verboten wird, sich während des Unterrichts zu bewegen, auf die Toilette zu gehen oder etwas zu trinken, dann ist das Diebstahl des "freien Willens" durch den Lehrer und eine Nichtbeachtung körperlicher Bedürfnisse des Kindes. – Eine volle Blase behindert die Konzentration. Wer Durst hat, ist bereits dehydriert.
- Einen Säugling oder ein Kleinkind von hinten hochzunehmen und umzusetzen oder zu berühren, ohne es vorher anzusprechen, sei es per Augenkontakt, telepathisch oder verbal, ist die Missachtung der Grenzen seines persönlichen Raumes (energetisch und physisch) und somit bereits in gewisser Weise ein Übergriff. Wie dieser vom Kind empfunden wird, hängt stark davon ab mit welcher Energie und Intention die Handlung durchgeführt wird.

All dies führt dazu, daß das Kind lernt, seine eigenen Bedürfnisse zu verleugnen oder hinter die anderer zu stellen. Es kann keine gesunde Beziehung zu seinem Körper und seinem eigenen Raum entwickeln.

Andere göttliche Vorgaben

Die Übertretungen nach den kosmischen Gesetzen haben nichts mit den Todsünden des Christentums zu tun, die da lauten: Wollust, Völlerei, Geiz, Faulheit, Zorn, Neid, Habgier und Stolz. Diese sind lediglich Laster, wobei sie als Folge schädlich für einen selbst und auch andere sein mögen. Die meisten beschreiben ein Zuviel oder Zuwenig, und somit einen Zustand außerhalb des Schöpfungsgleichgewichts.

Die 10 Gebote der Bibel könnten einige Wahrheiten enthalten, aber auch diese, wie die Schrift der Bibel selbst, sind mit Unterscheidungsvermögen zu betrachten. Zunächst kann es bei der Abschrift und Übersetzung zu Fehlern gekommen sein. Zudem hat sich seither das Weltbild gewandelt, weswegen sich Missinterpretationen eingeschlichen haben können. Des weiteren ist es durchaus möglich, daß die Bibel im sogenannten Mittelalter von den Jesuiten geschrieben oder um wahres Wissen zu verschleiern zumindest umgeschrieben wurde. So wie auch heute wieder in vielen Büchern Anpassungen gemäß der aktuellen Ideologien gemacht werden, könnten auch in der Bibel Umschreibungen stattgefunden haben. Zudem tauchen immer wieder noch neue ergänzende Texte auf, die die Schriften in einen anderen Kontext setzen. Die 10 Gebote sind Teil der von Menschenhand verfassten "göttlichen" Gesetze, mit denen sich die Menschen den Geboten eines Bibel-Gottes unterordnen.

Im Vergleich dazu entspringen die Kosmischen Gesetze aus reinen Naturbeobachtungen, wie unter anderem auch die Astrologie, Feng-Shui, Geomantie u.v.m.

Quintessenz

Die Essenz der Übertretungen

Wie wir im vorhergehenden Kapitel gesehen haben, kann jedes Vergehen auf die eine oder andere Weise auf einen Diebstahl zurückgeführt werden. Wir könnten dies nun in einer einzigen "Regel" formulieren: Stiehl nicht, stifte andere nicht zum Diebstahl an und unterstütze keinen!

Oder vereinfacht:

Füge niemandem Schaden zu!

Die Essenz der Übertretungen können auch in einer Frage zusammengefasst werden, die wir uns stellen sollten, um heraus zu bekommen, ob wir nach den kosmischen Gesetzen leben, oder nicht: „Stehle ich etwas? Nehme ich jemandem etwas weg?"

Differenzierter und in anderen Worten formuliert: „Schädigt mein Denken und Handeln einem anderen Menschen oder sogar mir selbst?"

Beziehung zu den Mitmenschen

Wie begegnen wir unseren Mitmenschen? Sprechen wir in ihrer Abwesenheit schlecht über sie? Welche Gedanken hegen wir? Projizieren wir eventuell unsere Emotionen auf sie oder lassen unsere Frustration an ihnen aus? Sind wir aufrichtig? Können wir eines jeden Grenzen respektieren und auch ein Nein akzeptieren oder werden wir in irgendeiner Weise über-griffig? Sind wir fähig den anderen, insofern er uns und anderen nicht schadet, so sein zu lassen wie er ist? Haben wir gegebenenfalls die innere Stärke respektvoll, klar und deutlich auf Übertretungen hinzuweisen?

Beziehung zu uns selbst

Schlussendlich beginnt alles bei uns selbst, in unserem Inneren. So wie wir mit uns selbst umgehen, so gehen wir auch mit unseren Mitmenschen, unserem Umfeld und der Umwelt um. Vielleicht nicht auf den ersten Blick und im Alltagsgeschehen sichtbar, doch spätestens in Stress- und Grenzsituationen, in denen alte, kindlich anmutende emotionale oder irrationale Verhaltensmuster zu Tage kommen. Die Kernfragen lauten also: „Wie gehe ich mit mir selber um? Wo schade ich mir selbst? Wo missachte ich meine grundlegenden körperlichen Bedürfnisse? Wo überhöre ich die Rufe nach Integration der verletzten inneren Anteile? Wo stehle ich mir selbst etwas oder lasse mir etwas stehlen?“

Darüber hinaus können wir uns folgende positiven Gegenfragen stellen:

- „Respektiere ich das Leben in all seinen Formen?“
- „Dient mein Handeln dem großen Ganzen, mich selbst inbegriffen?“
- „Ist mein Verhalten lebensfördernd?“

Moralischer Relativismus

An dieser Stelle müssen wir uns dem moralischen Relativismus zuwenden, denn für eine erschreckend große Anzahl von Menschen, ist gutes, bzw. böses und (auf-)richtiges, bzw. falsches Verhalten von der jeweiligen Situation abhängig; also veränderlich und je nach Auslegung mal so oder so.

Des Weiteren soll aus ethischen Gründen und Toleranz erst gar nicht beurteilt werden, weswegen richtig oder falsch, gut oder böse keine Bedeutung mehr haben. „Es ist ja sowieso alles "eins" und Illusion.“

Moralischer Relativismus definiert sich durch das Fehlen einer moralischen absoluten Referenz nach der sich der Mensch ausrichten könnte, weshalb es möglich ist Moral situationsbedingt auszulegen und zu interpretieren. Im moralischen Relativismus erschafft der Mensch nach Gutdünken und Belieben eigene, nach Lust und Laune veränderbare "Werte" denen er folgt.

Im Extremfall, wie es der Deismus verbreitet, kann das Töten von Menschen mal richtig und notwendig (im Sinne der "Erleuchteten") sein, und für die anderen, bzw. in einer anderen Situation oder zu einem anderem Zeitpunkt falsch. Einmal wird es als Recht angesehen und ein anderes Mal als Vergehen.

Die Konsequenz davon ist, daß schlussendlich jegliche schädigende Handlung gerechtfertigt werden kann. Dies führt zu unmoralischen, unsittlichen Verhältnissen.

Urteilen und bewerten

Sicherlich kennst Du diese Redewendungen: „Du sollst nicht urteilen." „Urteile nicht über jemanden, bevor Du nicht einen Tag in seinen Schuhen gelaufen bist." „Richte nicht über Deinen Nächsten." Besonders im Buddhistischen, dem Esoterischen und der Achtsamkeits-Schulung wird vom Urteilen Abstand genommen. Du sollst nicht bewerten noch urteilen. Doch geht das überhaupt? Ist es sinnvoll? Was hat es für Konsequenzen?

Zunächst einmal schauen wir uns die Wortdefinitionen an, die für das Verständnis dieses Kapitels wichtig sind.

- **unterscheiden:** die Verschiedenheit, die abweichenden Merkmale von zwei oder mehreren Personen, Sachen feststellen; Etymologisch: auf Grund abweichender Merkmale auseinanderhalten
- **bewerten:** den Wert von etwas bestimmen / festlegen, etw. veranschlagen, benoten, einschätzen
- **urteilen:** über jmdn./etw. eine feste Meinung, Ansicht haben und aussprechen, jmdn./etw. beurteilen, einschätzen
- **beurteilen:** über jmdn./etw. ein Urteil fällen
- **verurteilen:** jmdn./etw. negativ beurteilen, ablehnen; eine gerichtliche Strafe verhängen

Unterscheiden und bewerten

Seit Anbeginn sind wir Menschen mit einem inneren Überlebensprogramm ausgestattet, das unser Leben sichert und schützt. Alles, was unsere Sinne wahrnehmen wird im Limbischen System unseres Gehirns grundsätzlich immer auf Freund oder Feind überprüft. Noch bevor wir uns dessen überhaupt bewusst sind, erfolgt in Bruchteilen von Sekunden eine Bewertung, die in einer von drei Kategorien mündet: angenehm, unangenehm oder weder-noch.

Ohne die Fähigkeit des Bewertens wären wir nicht lebensfähig.

Wir können diesen Mechanismus nicht abschalten, denn diese Bewertungsfunktion ist Teil unserer natürlichen Ausstattung. Zu sagen: „Du darfst nicht bewerten." ist ebenso sinnfrei, wie die Aussage: „Du darfst keinen Durst haben.".

Etwas unterscheiden und bewerten zu können ist lebensnotwendig. Wenn wir nicht mehr differenzieren können, ob ein Gegenüber uns wohl gesonnen ist oder nicht, kann uns dies in Gefahr bringen. Wenn wir das Böse und Hinterhältige in einer Person, die nach Außen hin als wohlwollend auftritt, nicht erkennen, so gehen wir dieser womöglich auf den Leim. Es ist also wichtig sich der Fähigkeit des Unterscheidens und Bewertens zu bedienen.

Urteilen, be- und verurteilen

„Urteile nicht!" ist differenzierter zu betrachten, denn wie wir gleich sehen werden, handelt es sich um eine Halbwahrheit.

Bewerten tun wir grundsätzlich immer alles, was uns begegnet. Doch wie ist das mit dem Urteilen. Über was urteilen wir eigentlich? Wen oder was be-, bzw. verurteilen wir? Und warum ist das wichtig?

Der Wortanalyse von ur-teilen können wir entnehmen, daß etwas geteilt wird oder ein Teil von etwas ist. Die Vorsilbe 'ur-' hat zwei unterschiedliche Bedeutungen. Einerseits ist sie eine Verstärkung in nahezu beliebigen Wortneubildungen, im Sinne von 'sehr', wie uralt, urkomisch, urdeutsch. Andererseits hat sie die Bedeutung des hohen Alters, einer lang vergangenen alten ursprünglichen Sache. Sie beschreibt, daß etwas aus einer Wurzel, einem

Anlass oder einer Quelle, einem Ursprung, hervorgegangen ist. 'Ur-' bezeichnet somit das Ursprüngliche, Eigentliche, das Unverfälschte.

Urteilen kann auf zweierlei Weise interpretiert werden. (A) Entweder wird durch ein Urteil oder das Urteilen ein Stück oder Teil von etwas Heilem, Ganzen, Ursprünglichen genommen und getrennt[b]. Urteilen würden einem Spalten entsprechen. (B) Oder es kann gedeutet werden als: das Aufzeigen von etwas (einem Anteil, Teil, Stück), das dem Ursprünglichen entnommen wurde und dort nun fehlt, also das Hinweisen auf einen Zustand, der nicht mehr der Ganzheit und der Ordnung entspricht.

Im ersten Fall (A) würde das *urteile nicht* Sinn machen, denn wir würden uns mit dem Urteilen aus der Einheit und dem Schöpfungsgleichgewicht hinaus bewegen und eine Spaltung hervorrufen. Doch mit welchem Verb könnten wir dann eine Handlung beschreiben, die auf etwas Unrechtes hinweist? Ist es vielleicht genau diese Handlung, die mit *urteile nicht* unterbunden werden soll? Liegt es womöglich an unserem „Über"-Bedürfnis nach Einheit und Harmonie und unserer Angst abgewiesen zu werden, nachdem wir als Menschen schon so viele schmerzhaften Erfahrungen aufgrund von Trennung und Spalten erlebt haben, die uns hier zurückhalten auf Unrecht hinzuweisen und dieses zu benennen?

Wir beziehen uns im Weiteren auf die zweite Auslegung. Zu differenzieren ist jedoch, ob wir über einen Menschen urteilen, einen Menschen verurteilen, im Sinne von richten, oder sein Verhalten bewerten und verurteilen.

Über das Äußere (Gewicht, Kleidung, Frisur, ..), die Fähigkeiten eines Menschen, oder seine emotionale innere Reaktion in einer bestimmten Lebenslage zu urteilen, ist anmaßend und respektlos.

---

b trennen: eine Verbindung lösen, eine Gemeinschaft aufheben; jmdn./etw. auseinanderbringen; etw. in seine einzelnen Bestandteile zerlegen; etw. auseinanderhalten, unterscheiden

In diesem Fall wäre *urteile nicht* richtig. Wir können sagen, daß uns der Kleider- oder ein Musikstil nicht gefällt oder daß wir krumme Töne gehört haben. Einem kindlich unreifen Verhalten unsererseits entspräche, wenn wir auf den anderen projizieren, daß er schlecht gespielt hätte oder unmöglich aussehe.

Wie sieht es jedoch mit dem Aufzeigen von Fehlverhalten durch Übertretungen nach den kosmischen Gesetzen aus? Was ist, wenn jemand eine Meinung vertritt und ein Verhalten auslebt, das anderen schadet oder Schaden zufügen wird? Ist es da nicht sogar notwendig ihn darauf aufmerksam zu machen und sein Verhalten zu verurteilen? Hierbei sollten wir immer einen Unterschied zwischen dem Menschen an sich und seinen Taten und seinem Denken machen. Sich über jemanden ein Urteil erlauben ohne sich näher mit seiner Person und Situation auseinandergesetzt und diverse Aspekte analysiert zu haben, ist nichts anderes, als ihn vorschnell in eine Schublade zu stecken und ihn vor zu verurteilen. Seien wir also wachsam und klar in unserem Bewerten und Urteilen.

Haben wir eine Verantwortung der Schöpfung gegenüber?

Fassen wir zusammen: Ohne ein Bewerten und Urteilen könnten wir nicht einmal unsere eigenen Gedanken und Verhaltensweisen hinterfragen. Wir würden in Altem stagnieren und ständig dieselben Fehler machen. Uns ginge die Möglichkeit des geistigen Wachstums verloren, sowie die Fähigkeit, die Welt wieder in eine Ordnung zu führen oder diese zu erhalten.

Wie kann ein Täter erkennen, daß er eine Missetat begangen hat, wenn er für diese weder angeprangert noch zur Verantwortung gezogen wird? Nur wer sich seiner Schandtaten bewusst wird und ein Gefühl von Schuld empfindet, kann die Kraft zur Veränderung aufbringen und sich weiter entwickeln. Urteilen wir nicht, schweigen wir darüber oder verzeihen wir vorschnell wird er sein bisheriges Verhalten einfach beibehalten.

Wenn jemand eine Übertretung begeht und einem anderen etwas stiehlt, ist es unsere Pflicht ihn darauf hinzuweisen, sein Verhalten zu verurteilen und gegebenenfalls einzuschreiten. Als verantwortungsbewusste Menschen können wir nicht erlauben, daß jemandem Leid angetan und die Schöpfung einfach skrupellos zerstört wird. Wir können nicht stillschweigend zusehen, wie Unwissende, Desinformierte und Ignorante unwillentlich zu der Zerstörung und dem Leid beitragen.

> ***„Der Glaubenssatz, „man dürfe nicht urteilen“ und „schon gar nicht verurteilen“ ist unmoralisch, weil er die Fähigkeit und Aufgabe des Menschen verneint, sich als vernunftbegabtes Wesen zu betätigen und ethische Verantwortung zu übernehmen. [...] Vergegenwärtigen wir uns unser eigentliches Wesen und seine Einbettung in das große Ganze! Und erinnern wir uns an unsere wahren Ziele so tiefgründig und umfassend wie möglich.“***

Phillip Alsleben[30]

Gut und böse

Ein tiefes Verständnis von Moral und den Prinzipien, die sich auf die Unterscheidung zwischen gutem und bösem Verhalten beziehen, findet sich im Kern der Kosmischen Gesetze. Betrachten wir zunächst

Das Böse

Viele Philosophen haben sich bereits dem Thema „Was ist das Böse?“ gewidmet. Gottfried Wilhelm Leibniz (1646-1716) differenziert zum Beispiel 3 Arten des Bösen:

1. Das physikalische Böse (in der Natur) – Die Zerstörung durch Naturkatastrophen. Das Fressen und Gefressen werden. Wobei dies Bewertungen aus menschlicher Sicht sind, weil wir entweder darunter leiden und es deswegen als Böse

bezeichnen, oder die größeren naturgegebenen Zusammenhänge nicht verstehen.

2. Das moralische Böse (durch Entscheidungsfreiheit) – Die Willkür, wenn durch Unbewusstheit oder willentlich Übertretungen stattfinden.
3. Das metaphysische Böse (anders dimensional) – Ein aus dem Feinstofflichen und Energetischen stammende Zerstörerische, das je nach Kultur und Weltbild unterschiedliche Bezeichnungen, wie Satan, Teufel, Luzifer, Archonten, Wetiko, Besetzungen, Dämonen, etc. trägt.

Prof. Dr. Claus Eurich[31] fügt noch das strukturelle Böse hinzu, das sich in Verhältnissen wie zum Beispiel den Sozialstrukturen und Systemen manifestiert hat. [Etwas, das sich im Kollektiv über die Zeit hinweg in gewisser Weise verselbstständigt hat].

Mit unserem derzeitigen Verständnis der Kosmischen Gesetze und der gesammelten Informationen dieses Buches können wir festhalten, daß sich das Böse eigentlich immer aufgrund einer Trennung, Spaltung oder einem Ungleichgewicht zeigt,

- sei es die "Spaltung" zwischen dysfunktionalen Gehirnhälften, die zu Konfusion und Ängsten und somit zu irrationalem Verhalten führt.
- sei es die "Spaltung" zwischen Herz und Verstand, aufgrund dessen wir in uns das Wahrgenommene nicht mehr abgleichen können und das Vertrauen in die innere Instanz verlieren.
- sei es die "Trennung" vom Körper, wenn wir nicht mehr bewusst agieren können oder handlungsunfähig sind.
- sei es durch abgespaltene Seelen- oder zurückgelassene innere Kindesanteile, die uns fragmentiert und innerlich zerrissen sein lassen.
- sei es die Abwendung vom Licht und der Unwissenheit und Ablehnung einer Höheren Intelligenz.

In all diesen Fällen sind wir anfällig, gewähren dem Dunklen Einlass und werden unter Umständen fremd gesteuert.

Böse ist, was Leben schädigt,
sei es willentlich, wissentlich oder fremdbestimmt.

Das Gute

Das Gute ist mehr als die Abwesenheit des Bösen. Das Gute braucht das Böse nicht um zu sein.
Siehe dazu Kapitel 8 - *Die Kosmischen Gesetze* (S.92) bzw. Kapitel 9 *Gesetz der Polarität - Vertiefung* (S.132).

Gut ist, was Leben fördert
und im Einklang mit der Schöpfung ist.

Richtig und falsch

Zusammenfassend können wir sagen: richtig ist, was gut ist und falsch, was dem Bösen dient. Wenn wir in einer Welt und Gemeinschaft ausgerichtet nach den Kosmischen Gesetzen leben wollen, dann sind richtig und falsch unverhandelbar.

RICHTIG	**FALSCH**
Moralität In Harmonie mit den Kosmischen Gesetzen	Immoralität Übertretungen nach den Kosmischen Gesetzen
Handlungen, die auf Moral beruhen, führen zu keinem Schaden für andere Lebewesen.	Handlungen, die auf Immoralität beruhen, schaden anderen Lebewesen.
lebensfördernd	zerstörend

Abb. 35: Tabelle - Richtig vs. Falsch

Auf den Menschen bezogen ist also moralisch richtig, was der (göttlichen) Natur des Menschen entspricht und ihn in seiner natürlichen Integrität (Ungespaltenheit) fördert.

Dem moralischen Relativismus können wir letztendlich nur entkommen, wenn wir anerkennen, daß es absolute göttliche Werte und eine für alle geltende Realität / Schöpfung gibt, die im ganzen Kosmos Gültigkeit besitzen. Sie sind eine eindeutige, nicht durch den Menschen veränderbare Referenz und damit absolut.

Freiheit und Moral

Freiheit und Moral stehen direkt proportional zueinander. Mit zunehmender Moral jedes Einzelnen in einer Gesellschaft gewinnt diese an Freiheit. Nimmt die Sittlichkeit ab,schwindet die Freiheit zusehends.

Diese Gesetzmäßigkeit könnte auch wie folgt formuliert werden: die Präsenz von Wahrheit und Moral im Leben der Menschen in einer bestimmten Gesellschaft ist umgekehrt proportional zur Präsenz von Tyrannei und Sklaverei in derselbigen.

Wahre Freiheit kann niemals in einer Gesellschaft existieren, die eine Ideologie der Toleranz[c] propagiert, den moralischen Relativismus lobpreist und die in der Vorstellung lebt, daß es keinen inhärenten und objektiven Unterschied zwischen richtig und falsch gibt. In einer solchen Gesellschaft entscheidet jeder für sich willkürlich, was richtig und falsch für ihn selbst ist. Es gibt keine gesellschaftlich allgemeingültigen Werte und Normen, die ein friedliches Miteinander ermöglichen würden.

Um unsere Gesellschaft und die Menschheit wieder in Heilung zu bringen, braucht es eine Rückbesinnung auf die Kosmischen Gesetze, die einen gesunden Rahmen bieten und eine absolute Referenz darstellen.

---

c Duldsamkeit: dulden, zulassen, gelten lassen, bezogen auf religiöse Anschauungen und weltanschaulich-politische Meinungen, Sitten, Gebräuche, von lat. 'toleräre' ertragen, erdulden, unterstützen

14

Die Kraft & Macht des Neins

Wie können wir uns vor Übertretungen schützen? Gibt es eine Möglichkeit diese gar nicht erst an uns heran kommen zu lassen? Wie können wir das Risiko Opfer der Willkür anderer zu werden minimieren?

Gesunde Grenzen zu setzen, kann auf unterschiedliche Weise in der materiellen äußeren Welt zum Ausdruck gebracht werden: ein STOP! oder NEIN! aus einer inneren aufrichtigen Haltung heraus, verbal formuliert oder physisch mit Kraft. Doch um dies umsetzen zu können, müssen wir verinnerlicht haben, was es zu verteidigen (Besitz und Eigentum S.174) gilt.

Das männliche & weibliche Prinzip

Nach dem siebten Gesetz des Geschlechts gibt es auch hier zwei Varianten, eine weibliche und eine männliche, wie wir mit möglichen Übertretungen und Übergriffen gegen uns umgehen können.

Die weibliche Macht

das Prinzip der Aggressions-Vermeidung. Die weibliche Macht wirkt durch ihr Sein, durch ihre Intuition und Diplomatie. Sie wendet keine Gewalt oder physische Kraft an. Sie handelt nach der goldenen Regel des Respekts: „Tue keinem an, was Du nicht willst, daß man Dir antut.“ Sie sucht Wege und Lösungen, bei denen ein anderes empfindungsfähiges Wesen nicht gegen seinen "freien Willen" in seinem Verhalten zu etwas bewegt, dieses eingeschränkt oder zu einer Entscheidung gezwungen wird.

Wissend um die Kraft des Geistes und die Auswirkungen von Schwingungen, werden ebenfalls verbale und gedankliche Aggressionen (Rückangriffe) und Projektionen vermieden. Anzumerken ist, daß diese je nach emotionaler Stärke und gezielter Ausrichtung energetisch erheblichen Schaden beim Gegenüber anrichten können.

In einer Konfliktsituation sollten wir uns immer zuerst die weibliche Macht zunutze machen und eine aggressionsfreie Lösung anstreben, in dem wir verbal oder durch Körpersprache klare Grenzen setzen. Das ist das weibliche Prinzip der Macht des Neins.

Sollte dieses missachtet werden, gilt ...

Die männliche Kraft

das Prinzip der Selbstschutzes und der Selbstverteidigung. Jeder Mensch hat das angeborene Recht, physische Kraft anzuwenden, um sich gegen äußere Gewalt und Aggressionen zu verteidigen, die andere auf ihn ausüben.

Werden wir (oder unser Kind, für das wir als Eltern verantwortlich sind) körperlich angegriffen oder gewalttätig zu etwas gezwungen, so haben wir das natürliche Recht, wenn nicht sogar die Pflicht – insofern keine verbale Klärung des Sachverhaltes oder ein Ausweichen möglich sind – unser Leben (und das unseres Kindes) mit physischer Kraft zu verteidigen. Dieses gilt es zu schützen so gut es geht. Hierbei sollte immer abgewogen werden, wie sinnvoll, zielführend oder risikoreich eine solche Aktion ist.

In der Regel ist körperliche Kraft zur Selbstverteidigung nicht notwendig, wenn unser NEIN von vornherein klar und deutlich ist! Hierzu müssen wir allerdings vorab unsere Ängste aufgelöst und dieses Naturrecht so verinnerlicht haben, daß wir davon überzeugt sind, uns im Notfall auch physisch verteidigen zu werden; und sei es mit Hundeleine, Bratpfanne oder Pfefferspray.

Leider wurde in unserer Kultur über die letzten Jahrzehnte das wahre Männliche sukzessive abgeschafft und das wahre Weibliche süffisant belächelt. Beides gilt es wieder zu beleben und zu achten.

Körper- und Seins-Raum

Prinzipiell ist es unsere erste Aufgabe und eigentlich einzige Verantwortung uns selbst gegenüber unseren Körper und Seins-Raum von jedwedem Übergriff frei zu halten, egal auf welcher Ebene, sei es energetisch, geistig, emotional oder physisch. Wie im Kapitel *Prägungen aus energetischer Sicht* (S. 44) erklärt, besteht der Mensch nicht nur aus seinem physischen Körper, sondern auch aus den sich darum befindenden energetischen Feldern. Unser Seins-Raum beginnt also nicht erst mit der Haut, der äußersten Schicht unseres materiellen Körpers, sondern bereits etwa eine Armlänge vor, neben und hinter uns. Jemandem nur die Hand zu reichen, anstatt mit Küsschen oder Umarmung zu begrüßen, oder eine Person (Lehrer, Chef, Polizist, ..) auf Abstand zu halten, ist unser gutes Recht. Wir können hier auch vom (menschlichen) Rechtsraum sprechen.

Würde jeder diesen Raum, seinen eigenen und jenen der Mitmenschen respektieren, hätten wir in der Welt definitiv weniger Probleme. Dies geht jedoch nur, wenn wir gelernt haben, uns selbst in unserer Ganzheit zu sehen und wertzuschätzen.

Raum respektieren & Grenzen setzen

Was wenn wir uns gar nicht erst verteidigen müssten?

Die Kraft des belebten Raumes

Grenzen setzen und Position beziehen. Viele Menschen sind sich ihres eigenen Seins-Raumes (physischer und energetische Körper) nicht bewusst, weswegen es ihnen schwer fällt Grenzen zu setzen, sich zu positionieren und für sich selbst einzustehen. Da sie ihren eigenen Seins-Raum nicht kennen und somit kein Gefühl für diesen haben, können sie weder den eigenen noch den Seins-Raum eines anderen respektieren. Das ist eine der Ursachen für Übertretungen, sei es durch aktive Handlung oder durch still-schweigendes Über-Sich-Ergehen lassen. Während die Einen sich klein machen und zurückziehen, leben Andere dauerhaft in einer Über-Verteidigung und beanspruchen den Raum der anderen.

Der ausschlaggebendste Grund dafür ist, daß sie oftmals als Kind nicht gelernt haben, wie sich ihr eigener Körper- und Seins-Raum definiert, wo dessen Grenzen sind und wann diese überschritten werden. Zudem wurde ihnen nicht beigebracht, daß sie das Recht gehabt hätten Nein zu sagen und sich zu verteidigen. Das grenzüberschreitende Verhalten mancher Erwachsener war widerspruchslos hinzunehmen. Die eigenen kindlichen Bedürfnisse wurden nicht mit einbezogen und mussten so vom Kind selbst ignoriert werden.

Unsere natürliche Fähigkeit Grenzen zu setzen und
unseren Seins-Raum zu respektieren,
gilt es wieder zu kultivieren.

Je nach Weltbild und persönlichen Erlebnissen glauben manche Menschen, daß das Setzen von gesunden Grenzen, zu Spaltung und Ausgrenzung unter den Menschen führe. Doch gerade das Gegenteil ist der Fall. Sind wir uns unseres Raumes bewusst, so nehmen wir den Platz auf dem Spielfeld des Lebens ein, der uns an der Geburt geschenkt wurde. Wir bewohnen sinnbildlich unser ganzes Haus, anstatt mit offener Haustür jeden ungefragt eintreten und darin wohnen zu lassen, noch hausieren wir bei anderen.

Übernehmen wir Verantwortung für unseren Körper- und Seins-Raum, initiieren wir wieder eine Ordnung im Gefüge der Gemeinschaft der Menschen, da wir keine Übergriffe mehr gestatten, noch selbst welche begehen. Wir bestimmen selbst, wen wir wann wie nahe an uns heranlassen wollen, und wer auf Abstand bleiben soll. Dadurch klären sich ganz viele Missverständnisse und Konflikte werden vermieden.

Wenn wir Klarheit über die Grenzen unseres Seins-Raumes haben, dann können wir bewusst Nein sagen, also selektieren und ablehnen was uns nicht behagt. Dadurch wird das, wozu wir Ja sagen möchten präziser und stärker. Grenzen setzen hat keine Abschottung oder Isolation zur Folge (das geschieht eher bei Rückzug), sondern zeigt nach Außen klar und deutlich, wer wir sind und wie wir uns positionieren. Es ist eine Selbst-Bejahung. Grenzen setzen gibt die Freiheit, selbstbestimmt und bewusst sein Leben in die Hand zu nehmen. So werden wir wieder Kapitän unseres eigenen Schiffes.

15

Leben in Harmonie nach den kosmischen Gesetzen

Zusammenfassung

Um den Inhalt dieses Buches konkret in den Alltag umsetzen zu können, haben wir die Essenz der wichtigsten Kapitel nochmals als Übersicht zusammengefasst. So kannst Du direkt auf Dein Leben und das Deiner Mitmenschen einwirken, um im inneren und äußeren Chaos dieser Welt wieder Ordnung zu initiieren.

Kapitel 1 – Sich dem Unbekannten öffnen

Eine eindeutige Identifizierung Deiner Motivation, also das Warum Du etwas tust, kombiniert mit der Intention, also wie Du an welches Ziel kommen willst, geben Dir die Kraft am Ball zu bleiben und etwas zu erreichen.

Im Kontakt mit Neuem und Andersartigem führt eine ständige Selbstreflexion zwischen „Lehne ich etwas ab?" oder „Übernehme ich etwas blind?" zu einem inneren ausgeglichenen Zustand optimalen Lernens und Wachstums. – „Im sich ständig im Wandel befindenden Leben entwickle ich mich mit Offenheit und Unterscheidungsvermögen stets weiter."

Kapitel 2 – Gehirn und Prägungen

Du kennst Dich jetzt mit der Funktionsweise des Gehirns aus und verstehst, wie Du die Kapazitäten und Fähigkeiten Deines Gehirns voll nutzen kannst. Zu dem weißt Du, wie Angst und Prägungen Deine Wahrnehmung und Dein Verhalten beeinflussen. – „Ich betrachte meine Ängste und löse eine nach der anderen auf. Mit jedem Schritt wächst das Vertrauen in mich selbst."

Kapitel 5 – Verstand und Intuition

Meine, Deine, unsere, der anderen Weltsicht prägen das Kollektiv und beeinflussen die Beziehung zwischen uns Menschen. Je ausgeglichener Du die Fähigkeiten der linken, rationalen, detailorientierten Hemisphäre und die der rechten, intuitiven, das Ganze mit ein beziehende nutzt, umso stärker ruhst Du beweglich in Dir und bringst Ausgeglichenheit zu Deinen Mitmenschen. – „Ich hinterfrage regelmäßig meine Überzeugungen und kläre Prägungen und Filter."

Kapitel 7 – Die Macht des Wissens

Information ist in vielen Formaten und in fast unendlichen Mengen vorhanden. Der Wissenserwerb und die Analyse von Informationen und Daten sind die essenzielle Grundlage, damit Du Dich der Wahrheit so gut wie möglich annähern kannst. Anhand des Trivium und Deiner Intuition kannst Du Klarheit im Dschungel der Fehl- / Falsch- / Informationen und Halbwahrheiten gewinnen. Wissen führt aus der Ohnmacht in die Kraft, gepaart mit Intuition zu eigener Macht. – „Ich forsche und lasse mich so nah wie möglich an die Wahrheit führen."

Kapitel 8 – Die Kosmischen Gesetze

Sie sind die Grundlage für das Verständnis der Funktionsweise des Kosmos. Da sie immer wirken, kannst Du mit dem Wissen, daß Du Dir jetzt über sie erworben hast, Dich nach ihnen ausrichten und so in den Fluss des Lebens kommen.

1. **Geist:** „Meine erste wahre Kraft liegt im Geiste."
2. **Entsprechung:** „Was ich im Außen wahrnehme und wie ich darauf reagiere, hat immer einen Bezug zu meinem Inneren."
3. **Schwingung:** Klang hat Auswirkung auf alles Leben. – „Meine Worte wähle ich weise."
4. **Polarität:** „Meine Stärke und Gleichgewicht finde ich im harmonischen Miteinander zwischen den Polen."

5. **Rhythmus:** Alles ist ein Werden und Vergehen. – „Ich beziehe die Kraft und Weisheit der Zyklen in mein Leben mit ein."
6. **Ursache & Wirkung:** "Ich bin mir der Konsequenzen meines Handelns bewusst."
7. **Geschlecht:** „Männliche und weibliche Qualitäten leben in gleichwertiger Weise in mir und jedem."
8. **Generatives Prinzip:** „Die Kraft des Herzens führt und leitet mich in meinem Handeln. Worum ich mich kümmere, das wächst."

Kapitel 9 – Gesetz der Polarität - Vertiefung

Extreme führen zu Spaltung. Pole bilden eine Einheit. – „Ich bin wachsam, wann ich in ein Extrem falle und so Dualität erschaffe. Ich finde immer wieder in meine Mitte, das Schöpfungsgleichgewicht zwischen den Polen, zurück."

Kapitel 10 – Gesetz von Ursache & Wirkung - Vertiefung

Wenn Du in einer Situation bist, die wiederholt auftritt oder nicht nachvollziehbar ist, kannst Du die möglichen Ursachen analysieren und Sie Schritt für Schritt auflösen. So stärkst Du Deine Autonomie und Selbstwirksamkeit. – „Mit meiner Entscheidungsfreiheit und meinem Willen kann ich in jedem Moment meines Lebens verantwortungsbewusst agieren. Egal welche Situation mir präsentiert wird, ich bin fähig sie zu etwas Gutem zu wenden."

Kapitel 11 – Bewusstsein und Trinität

Mit dem generativen Prinzip der Achtsamkeit und Zuwendung hast Du die Möglichkeit mit Körper, Geist und Seele Deiner Schöpferkraft Ausdruck zu geben. Körper-Geist-Seele bilden eine Einheit. – „Ich "kümmere" mich und bin in Einklang in mir Selbst."

Kapitel 12 – Ausdrucksformen der Schöpferkraft

Du verstehst, daß Du aus dem Zustand der Liebe und des Vertrauens heraus, konstruktiv schöpfen und das Leben fördern kannst. Bist Du hingegen in der Angst, erschaffst Du aus einem Zustand des Mangels und der Unbewusstheit. – „Ich bin mir der Auswirkung meiner Schöpferkraft basierend auf Angst oder Liebe auf mich und die Gesellschaft bewusst. Ich orientiere mich mehr und mehr an der Liebe und finde ins Vertrauen."

Kapitel 13 – Handeln in Unbewusstheit der kosmischen Gesetze

Bewerten und urteilen ist notwendig. Gut und böse können klar definiert werden. Übertretungen und Missetaten lassen sich über einfache Fragen abklären: „Füge ich jemandem Schaden zu?" „Stehle ich etwas?" Ein (auf-)richtiges, gutes Verhalten ist immer lebensfördernd. Je höher die Moral in einer Gesellschaft, umso größer die individuelle Freiheit. – „Ich achte mich selbst und meinen Nächsten."

Kapitel 14 – Die Kraft & Macht des Neins

Du kennst das weibliche Prinzip der Aggressionsvermeidung und das männliche Prinzip der Selbstverteidigung. Du bist Dir Deines eigenen Körper- und Seins-Raumes und der damit verbundenen Verantwortung bewusst geworden. Du weißt warum Grenzen setzen wichtig ist. – „Ich nutze die weibliche Macht der Diplomatie und der weisen Worte und verteidige mich gegebenenfalls auch mit physischer Kraft, wenn mir jemand Schaden zufügen will."

Wäre sich jeder der kosmischen Gesetze bewusst und würde sich an die daraus extrahierte Regel von *schade niemanden* halten, würde die Welt wieder in Ordnung kommen.

Der souveräne Mensch

Die Weisheit des souveränen Menschen besteht darin, daß er spürt und weiß, wo und wann er seine Kräfte und Gaben am effektivsten einsetzen kann. Er ist sich der Kosmischen Gesetze und der "höheren" Kräfte, die das Leben lenken, bewusst und lebt in Einklang mit diesen. Er dient dem großen Ganzen und findet Erfüllung darin. So gestaltet er die Welt von morgen weise und verantwortungsvoll mit.

16

Nachwort

DANKE, daß Du das Buch gelesen hast und so die Welt mit neuer Klarheit, Wissen und Liebe bereicherst.

Wir bedanken uns bei allen, die uns zu diesem Buch inspiriert haben: Vorträge von Mark Passio, Bücher von Armin Risi, Blogartikel von Phillip Alsleben und allen anderen, die gedankliche Vorarbeit geleistet und das geistige Feld dafür vorbereitet haben.

Über die Autoren

Rebekka

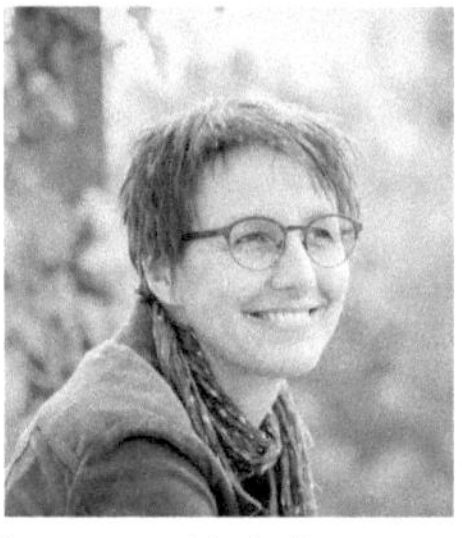

Rebekka Gabriela arbeitet als mediale Geburts- und Übergangsbegleiterin und führt eine energetische Heil-Praxis in der Westschweiz, von wo aus sie auch Sitzungen über Telefon, Visio-Konferenz und per Fernbehandlung anbietet. Sie ist als spirituelle Mentorin und Seminarleiterin tätig und begleitet Menschen in ihre innere Kohärenz. „Klar im Kopf, frei im Herzen und fest auf dem Boden, präsent im Leben sein", ist ihr Credo. Neben der therapeutischen Arbeit gibt Rebekka individuelle Fortbildungen zur Entwicklung der eigenen übersinnlichen Fähigkeiten im beruflichen Kontext rund um Geburt, Mutter & Kind. Generell ist sie offen für jede Herausforderung bei der ihre Gaben, Erfahrung und Wissen von nutzen sein können.

Rebekka ist Autorin von „Die Babyseele spricht" und „Dialoguer avec l'âme du bébé". Mehr zu ihren Angeboten findest Du auf: www.rebekkaspecht.ch.

Kurt & Rebekka

Sind Eltern von 2 erwachsenen Söhnen und seit fast 30 Jahren ein Paar. Sie sind durch Hochs und Tiefs gegangen und haben sich im Spiel der Kräfte zwischen Mann und Weib immer wieder erprobt. Aus diesem sich Ergänzen und Potenzieren ist ein tiefes gegenseitiges Vertrauen und eine ganz besondere Kraft erwachsen.

Kurt

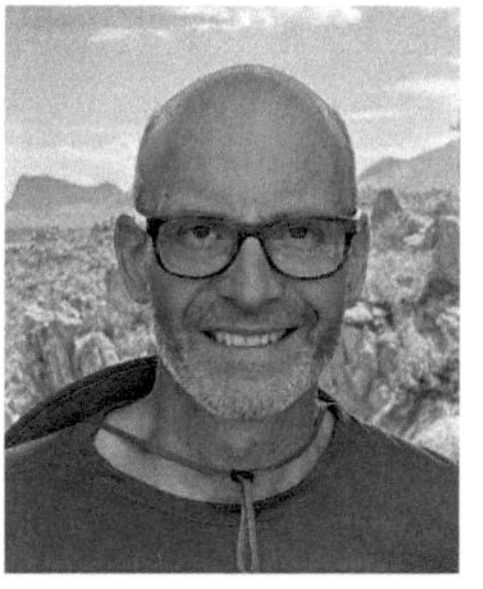

In seiner langjährigen Karriere als Projektleiter hat Kurt seine kognitiven Fähigkeiten, Ordnung und Struktur zu schaffen, in vielfältigsten Projekten kultiviert und perfektioniert. Vor allem in der Leitung von Projektgruppen hat ihm das Leben immer wieder gezeigt, wie wichtig es ist neben den verstandesmäßigen Fähigkeiten jene der Intuition (innere Führung) und Inspiration (Höhere Eingebung) mit einzubeziehen. So konnten auch festgefahrene Projekte erfolgreich abgeschlossen werden. Einer Eingebung folgend, begleitet er seit 2021 Menschen, die Ordnung in ihr Leben bringen wollen.

Seitdem ist Kurt nicht nur als Projektleiter tätig, sondern unterstützt auch all jene, die selbstbestimmt leben möchten, gibt Seminare als Feuerlauftrainer und ist Autor von Texten und Büchern. Mehr über Kurt und seine Angebote findest Du auf: burning-change.ch

17

Referenzen und Quellen

1 Der Sympathikus und der Parasympathikus sind Teil des vegetativen, autonomen Nervensystems. Das sympathische Nervensystem reguliert die Organfunktionen bei Aktivität und in Stresssituationen ('fight, flight, freeze'), d.h. es erhöht die nach außen gerichtete Aktionsfähigkeit. Das parasympathische Nervensystem reguliert die Organfunktionen in Erholungs- und Ruhephasen. Es ist für den Aufbau von Energiereserven und die Regeneration des Organismus zuständig. Nach einer starken emotionalen Körperreaktion sorgt es dafür, dass die Ausschüttung der Hormone wieder zurückgefahren wird und der Körper wieder in einen entspannten Zustand kommt.

2 Weitere Ausführungen siehe dazu den Artikel *Was kommt zuerst: die neuronale Aktivität oder das Denken?* auf www.dasgehirn.info

3 Für eine philosophische Abhandlung zum Thema Wahrheit, empfehlen wir die Bücher *Licht wirft keinen Schatten* (Kapitel: Ist alles relativ?) und *Gott und die Götter* (S. 102-107) des Schweizer Philosophen Armin Risi.

4 Autor von *Fire in the Sky* – Einer der spektakulärsten und durch mehrere Augenzeugen bestätigte Vorfall einer UFO-Entführung durch sogenannte Außerirdische traf den Holzarbeiter Travis Walton am 5.11.1975 im US-Bundesstaat Arizona. Ganze fünf Tage blieb Walton nach der Begegnung mit einer fliegenden, Lichtstrahlen aussendenden Scheibe verschollen, sodass die sechs Augenzeugen und Berufskollegen unterdessen von der Polizei unter Mordverdacht gestellt wurden; schließlich schien ihre Behauptung von einer Entführung durch die Besatzung eines fremdartigen Raumschiffes schier unglaublich.

5 Aus der Studie *Left Brain vs. Right Brain Dominance – Are creative people right-brained and analytical thinkers left-brained?* publiziert auf verywellmind.com

6 Publikationen dazu beim Neue Medizin Verlag, wie z.Bsp. *Angst vor Krankheiten durch Wissen ersetzen. Mit der Universalbiologie leben.* von Giuliana Lüssi

7 Obwohl es nach der Allgemeinmedizin eine Hirn-Blut-Schranke gibt, die das Gehirn schützen soll, können Nanopartikel diese

durchdringen. Nach den Forschungen von Dr. Stefan Lanka, Artikel aus *WissenSchaftPlus-Magazin, 3/2016,* gibt es eine solche Schranke gar nicht.

8 Siehe Forschungen von Dr. Klinghardt (QS24.tv) und Professor Chris Exley (www.aluminiumresearchgroup.com).

9 *Gender ist krank* von Dr. Rolf Lindner; *Vergewaltigung der menschlichen Identität* von Manfred Spreng und Harald Seubert

10 Artikel über oxidativen Stress durch Elektrosmog in der Ausgabe 2/20 der Fachzeitschrift *Oekoskop*.

11 Mehr zum Thema Schule: Gerhard Hüther – Potentialentfaltung und Schulen der Zukunft; Ricardo Leppe – Wissen schafft Freiheit, Daniel Hess – Die Glücksschule, ...

12 Zur Vertiefung, speziell in Bezug auf die Corona-Zeit, ein Essai von Philipp Alsleben, *Integrität in Zeiten der Massenpsychose*, https://catwise.de/die-integritaet-in-zeiten-der-massen-psychose/

13 Inspiriert durch die Bücher *Einheit im Licht der Ganzheit* und *Licht wirft keinen Schatten* von Armin Risi.

14 Um eine gute Übersicht der deutschsprachigen Medienlandschaft und deren Verknüpfungen zu erlangen, bietet sich SwissPolicyResearch als Quelle an: Medien-Navigator, Transatlantisches Netzwerk Version Schweiz, Deutschland, Österreich.

15 Das Video kann auf https://live.solari.com unter dem Namen *9/11 Breakthrough Energy Technology* gefunden werden.

16 Wer hier weiterforschen möchte, dem seien die folgenden Beiträge ans Herz gelegt: *Die Macht der Medien*, Vortrag von Thomas Kasunic. *Psychologie der Massen*, Gustave Le Bon. Vortrag von Dr. Daniele Ganser zum Umgang mit Medien – Medienkompetenz.

17 Die in Tibet hinter einer riesigen Mauer entdeckte Bibliothek enthält 84.000 geheime Manuskripte (Bücher), die die Geschichte der Menschheit über 50.000 Jahre umfassen. Sie ist 60 Meter lang und 10 Meter hoch. Die meisten Werke sind von den aramäischen Essenern vor Raub und Plünderungen nach Tibet gebracht und für tausende von Jahren geheimgehalten worden.

18 Beispiel zur Eigenrecherche: Neue Horizonte – Interview mit Raik Garve *Neue Chronologie* und *Der letzte große Reset*.

19 Zusammenfassung des Kapitels *Krank vor Angst* aus dem Buch Placebo 2.0 - Die Macht der Erwartung, S.108.

20 siehe dazu die Ausführungen von Bruce Lipton in seinem Artikel *Understanding the Conscious & Subconscious Mind with Bruce Lipton – Part 1* auf https://fractalenlightenment.com

21 Zur Vertiefung: Video *Das wird die Welt verändern* von Ulrich Warnke, Biologen und Quantenphilosoph Dr. rer. nat.

22 Entnommen aus J. van Rijckenborgh: Die ägyptische Urgnosis und ihr Ruf im ewigen Jetzt, Band I, S.20

23 Zusammenfassung (sinngemäß und in verkürzter Form) des Kapitels *Wie oben, so unten – wie unten, so oben?* aus *Gott und die Götter* S.180 von Armin Risi.

24 Exkurs zur Intergeschlechtlichkeit: Im deutschsprachigen Raum geht man von 0.001 - 0.00125% intergeschlechtlichen Menschen aus. Diese kommen mit einer Widersprüchlichkeit der xy bzw. xx-Chromosomen zu ihrem physisch ausgebildeten Geschlechtsorgan (m bzw. w), oder mit uneindeutig geformten oder männlichen und weiblichen Geschlechtsorganen (betrifft nur den geringsten Anteil der Intergeschlechtlichen) zur Welt. Aus unserer Sicht handelt es sich um ein künstlich entstandenes Phänomen, basierend auf einer Kombination von Vergiftungen, Verstrahlung, Hormonen und Medikamentenrückstände in Wasser und Nahrungsmitteln, die Sexualität betreffende unverarbeitete Traumen bei Mutter oder Vater (inkl. der Ahnen), sowie Seelenverletzungen und energetische Besetzungen bzgl. der Sexualität, die die Energiekörper deformieren und somit zu einer anderen Körperform führen. Ein möglicher Zusammenhang mit künstlicher Befruchtung ist nicht auszuschließen. Hierzu gibt es derzeit keine Statistiken.

25 Folgende Methoden basierend auf der Analyse von Geburtsdatum und Namen können uns Hinweise auf diese Begabungen, Fähigkeiten und Talente geben: Numerologie, *Die Lebenszahl als Lebensweg*, Persönlichkeitsanalyse 9ki des Feng-Shui und sogar

unser Körper zeigt über seine Ausstrahlung, -dichte und Knochenstruktur, was unsere Seele durch ihn in die Welt bringen möchte.

26 Maslow beschreibt in Pyramidenform mehrere Ebenen menschlicher Bedürfnisse, die aufeinander aufbauen. Ganz unten als Basis die physiologischen Bedürfnisse des Körpers, genügend Sauerstoff, Nahrung, Wärme und Schlaf. Auf der nächsten Ebene Schutzbedürfnisse für sich und seine Familie, zum Beispiel Sicherheit vor den Naturgewalten. Es folgen soziale Bedürfnisse, wie Liebe und Freundschaft, gefolgt von Individualbedürfnissen, wie Freiheit, Anerkennung und Stärke. Auf der obersten Ebene steht die Selbstwirklichkeit, das erfüllte Leben seines Potentials zum Wohle aller.

27 Die grundlegenden, unveräußerlichen Menschenrechte, wie sie in der Allgemeinen Erklärung der Menschenrechte von 1948 verbrieft und noch heute gültig sind, bauen auf dem Naturrecht auf, woraus dann das allgemeine Völkerrecht entstanden ist.
Die Menschenrechte und das allgemeine Völkerrecht sind die universell gültigen, umfassenden Menschenrechtsabkommen der internationalen Staatengemeinschaft, die Vorrang vor nationalem Recht besitzen. Innerstaatliche Gesetze und Verordnungen dürfen diesen völkerrechtlichen Normen, gemäß dem Rechtsgrundsatz „Verträge sind einzuhalten", nicht widersprechen und die staatlichen Institution, Ämter und Behörden ihnen nicht zuwiderhandeln. Ist dies trotzdem der Fall, dann haben wir das Recht unsere Rechte als Menschen einfordern. Denn nur wenn wir uns dafür einsetzen, dann haben wir auch welche!

28 'Gaslighting' ist eine psychologische Manipulation durch andere, meist Nahestehende / Partner / Eltern, die zu inneren Zweifeln führt, sodass das Opfer nicht mehr weiß, was eine richtige / gesunde oder falsche / überzogene Verhaltensweise ist. Aus Furcht kritisiert zu werden oder sich selbst wieder geirrt zu haben, hält der / die Betroffene mit der eigenen Meinung zurück und gibt auch keine Widerworte zur eigenen Verteidigung. Zudem wird ihr / ihm untergeschoben in der Situation überreagiert zu haben, oder diese falsch einzuschätzen, und wird somit vom Opfer zum Täter gemacht. Die / der Betroffene hat also nicht nur mit massiven Selbstzweifeln, sondern auch mit schweren Schuldgefühlen zu

kämpfen.

29 Der Besitz ist kein Rechtsverhältnis, sondern ein tatsächliches Verhältnis, das vom Eigentum streng zu trennen ist (nicht jeder Eigentümer einer Sache ist auch ihr Besitzer, nicht jeder Besitzer einer Sache ist auch Eigentümer), jedoch in verschiedener Hinsicht wie ein Recht geschützt wird. Er bezieht sich grundsätzlich auf eine Sache und nur ausnahmsweise auf ein Recht. (Köbler Juristisches Wörterbuch 12. Auflage)

30 Von www.catwise.de, Artikel *Liebe und Licht*, S.39

31 Philosoph und Kontemplationslehrer; Quelle: Markus Stockhausen im Gespräch mit Claus Eurich *Hat die Menschheit eine Chance* aus dem You-Tube-Kanal von Gunnar Kaiser.